Dipl. Oec. Sabrina Richartz | Dr. Karl-Georg Mothes

Das erste
xlim Shakebuch

Die Rezepte des „Ersten xlim Shakebuches" helfen Ihnen nicht nur, einfach und mit Genuss abzunehmen, sie unterstützen Sie auch dabei, Ihr gewünschtes Körpergewicht dauerhaft zu bewahren und in Form zu bleiben. Darüber hinaus fördern die enthaltenen essentiellen Vitalstoffe Ihre körperliche und geistige Fitness.

Die xlim Shake Rezepte zeichnen sich dreifach aus:

> die Zutaten sind überall zu günstigen Preisen erhältlich

> die Zubereitung ist einfach und wenig zeitaufwendig

> die variantenreichen xlim Smoothies, Fruity Veggies und Specials schmecken lecker und machen satt

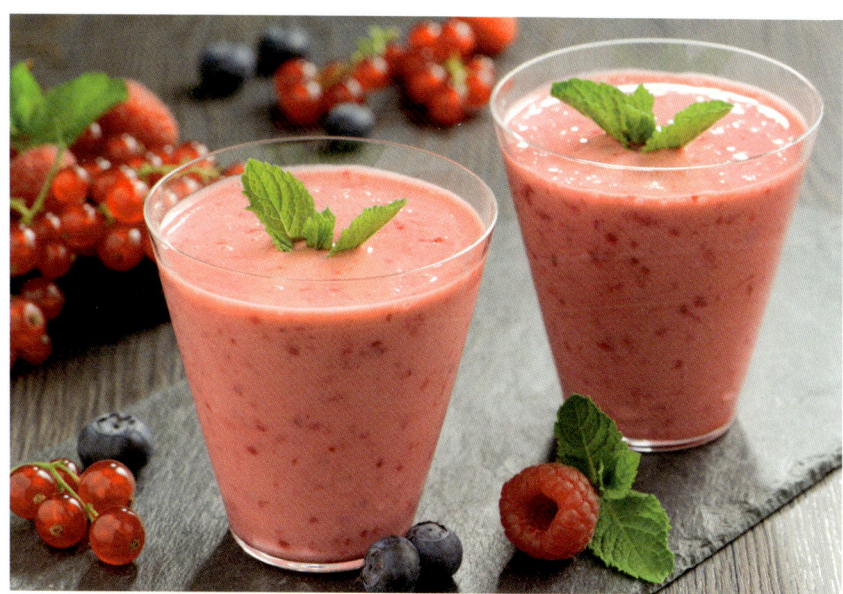

Inhalt

Vorwort 4

Das selbstbestimmte xlim Gewichtsmanagement-
Programm mit Zuckerbremse 6

xlim Smoothie Rezepte 28

Vanille

Beeren-Buttermilch-Shake 29

Walnuss-Bananen-Shake 30

Vanille-Apfelmus-Shake 31

Trauben-Kiwi-Shake 32

Ananas-Bananen-Shake 33

Mango-Limetten-Molke 34

Himbeer-Buttermilch-Shake 35

Pfirsich-Shake 36

Brombeer-Joghurt-Milchshake 37

Feigen-Nuss-Shake 38

Kiwi-Bananen-Shake mit O-Saft 39

Dattel-Mandel-Shake 40

Bratapfel-Shake 41

Himbeer-Orangen-Shake 42

Erdbeer-Shake 44

Apfel-Zimt-Shake 46

Kokos-Mango-Shake 47

Kaki-Buttermilch-Shake 48

Melonen-Joghurt-Shake 50

Apfel-Melonen-Orangen-Shake 51

Orangen-Joghurt-Shake 52

Aprikosen-Shake 53

Apfel-Birnen-Shake 54

Erdbeer-Bananen-Shake 55

xlim Smoothie Rezepte 56

Schoko

Bananen-Shake 57

KiBa-Shake 58

Himbeer-Joghurt-Shake 59

Orangen-Lebkuchen-Shake 60

Ananas-Mango-Shake 61

Pflaumen-Zimt-Shake 62

xlim Smoothie Rezepte 64

Lactose- oder Sojafrei

Heidelbeer-Kefir-Shake 65

Ananas-Himbeer-Shake 66

Ananas-Kokos-Shake 67

Trauben-Joghurt-Shake 68

Bananen-Kiwi-Shake 69

Papaya-Ananas-Shake 70

Maracuja-Buttermilch-Shake 71

Grapefruit-Erdbeer-Shake 72

Birnen-Johannisbeer-Shake 73

Wassermelonen-Shake 74

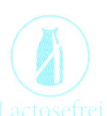
Lactosefrei

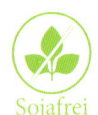
Sojafrei

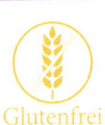
Glutenfrei

Melonen-Pfirsich-Shake 75

Orangen-Buttermilch-Shake 76

Zitronen-Buttermilch-Shake 77

xlim Fruity Veggies 78
Vanille

Rharbarber-Shake 79

Möhren-Ingwer-Shake 80

Apfel-Ananas-Shake mit Ingwer 81

xlim Fruity Veggies 82
Lactose- oder Sojafrei

Tomatensaft-Shake 83

Kürbis-Shake 84

Möhren-Mandarinen-Shake 85

xlim Specials 86

Pfefferminz-Shake 87

Espresso-Joghurt-Shake 88

Chai-Latte 89

Veggie Mus 90

Sanddorn-Joghurt-Quark 91

Gurken-Avocado-Dip mit Rohkost 92

Pistazien-Lassi 93

Johannisbeer-Joghurt 94

Espresso-Schoko-Shake mit Kokos 97

Maronen-Shake 98

Bratapfel-Joghurt 99

Mandel-Vanille-Shake 100

Frozen-Schoko-Espresso-Shake 101

xlim Ernährungs-Beratung 102

Rezept- & Zutatenverzeichnis 104

Die Autoren 108

Wichtiger Hinweis 108

Bildnachweis 109

xlim Kunden-Kooperation 110

Das erste xlim Kochbuch 111

Zucker und Übergewicht 112

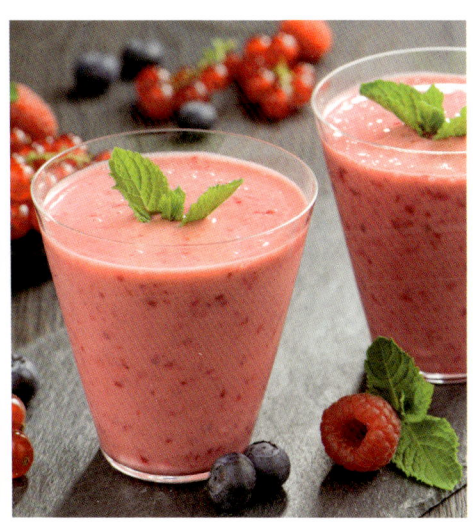
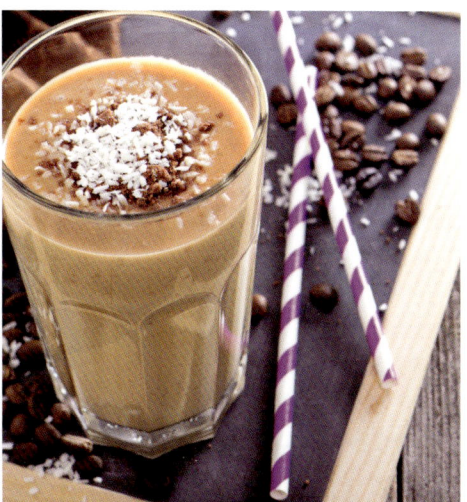
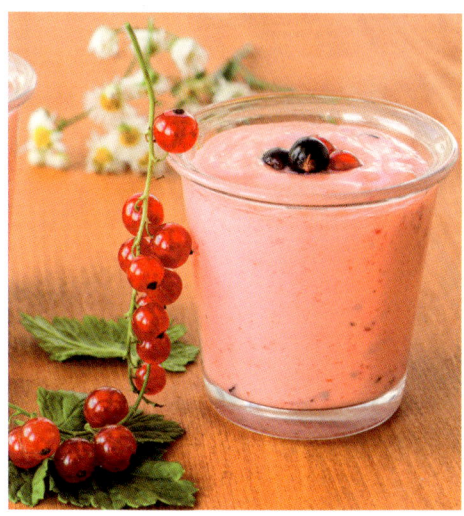

Vorwort

Liebe Leserin, lieber Leser,
viele fragen sich, warum wir jetzt neben dem „Ersten xlim Kochbuch", dessen erste Auflage schon nach wenigen Monaten vergriffen war, das „Erste xlim Shakebuch" auflegen.

Wie die überschwänglichen Reaktionen der xlim Apotheken-Kunden an den bisher über 2.000 xlim Apotheken-Aktionstagen zeigen, werden die xlim Shakes wegen Ihrer unterschiedlichen Geschmacksrichtungen, ihrem guten Geschmack und ihrem günstigen Preis von den xlim Apotheken-Kunden klar bevorzugt. Im Rahmen der xlim Apotheken-Aktionstage haben uns unsere xlim Apotheken-Kunden gebeten, noch weitere Geschmacksvarianten anzubieten, damit sie noch mehr Abwechslung in ihr selbstbestimmtes xlim Gewichtsmanagement-Programm mit Zuckerbremse bringen können.

Diesem Wunsch kommen wir jetzt mit dem „Ersten xlim Shakebuch" gerne nach. Das „Erste xlim Shakebuch" bietet allen, die ohne Verzicht auf Genuss selbstbestimmt abnehmen wollen über 60 abwechslungsreiche Rezepte für xlim Shakes für jeden Anlass und jede Jahreszeit. Mit diesen variantenreichen xlim Shakes steht jedem xlim Apotheken-Kunden jetzt eine große Auswahl von geschmacklich unterschiedlichen xlim Shakes zur Verfügung, aus denen sich jeder den seinem Geschmack entsprechenden xlim Shake auswählen kann.

Die Basis für die xlim Shake Rezepte bilden die xlim Aktiv Mahlzeiten Schoko, Vanille, Lactose- und Sojafrei. Alle xlim Shake Rezepte wurden vom xlim Ernährungs-Beratungs-Team, diplomierten erfahrenen Ernährungs-Beraterinnen unter der Leitung von Dipl. Oec. Sabrina Richartz zusammengestellt und getestet. Bei den xlim Shake Rezepten wie auch bei den xlim Rezepten im „Ersten xlim Kochbuch" wurde wieder besonders darauf geachtet, dass die meisten Zutaten überall zu günstigen Preisen erhältlich sind und einfach mit geringem Zeitaufwand zubereitet werden können.

Durch mehr Abwechslung und individuellen Genuss fällt es erfahrungsgemäß jedem leichter, abzunehmen und sein Wunschgewicht dauerhaft zu stabilisieren. Die im Rahmen eines wissenschaftlichen Projektes an übergewichtigen Diabetikern entwickelte xlim Basisrezeptur sorgt durch ihre besondere Zusammensetzung und die hohe Qualität der verwendeten Nährstoffe dafür, dass durch die nachhaltige Aktivierung des Stoffwechsels das Körperfett abgebaut wird und die Muskelmasse erhalten bleibt. Zusätzlich können sich auch wichtige Gesundheits-Parameter wie z. B. Blutzucker, Blutfette und Blutdruck verbessern. Die in den xlim Shake Rezepten verwendeten Früchte und Gewürze leisten so durch ihren Gehalt an wichtigen Nährstoffen einen zusätzlichen Beitrag zu Ihrer Gesundheit und Ihrem Wohlbefinden.

Beim selbstbestimmten xlim Gewichtsmanagement-Programm mit Zuckerbremse helfen Ihnen die abwechslungsreichen xlim Shakes, die xlim Ernährungs-Prinzipien, die praxisbewährten xlim Tipps und Tricks sich dauerhaft in Form zu bringen, Ihr Wohlbefinden zu stärken und Ihr Leben aktiv genießen zu können.

Wir wünschen Ihnen Gesundheit, Erfolg und viel Freude und Genuss mit den abwechslungsreichen xlim Shakes.

Sabrina Richartz   Dr. Karl-Georg Mothes

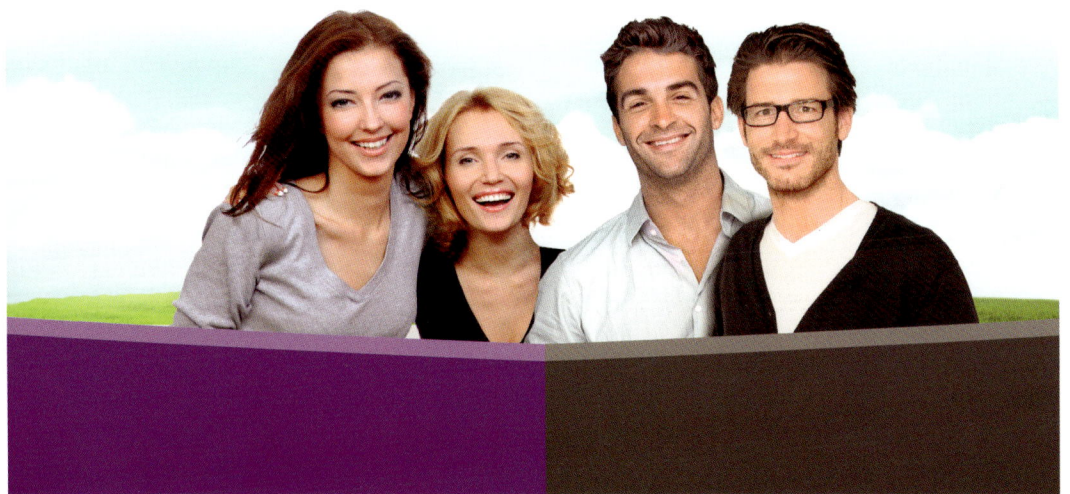

xlim® ... bringt in Form!

Das selbstbestimmte xlim Gewichtsmanagement-Programm mit Zuckerbremse

Wir möchten Ihnen zeigen, wie Sie sich mit dem selbstbestimmten xlim Gewichtsmanagement-Programm mit Zuckerbremse dank des abwechslungsreichen Angebots an leckeren xlim Shakes nach eigenem Geschmack dauerhaft in Form bringen können.

Auf Basis der xlim Aktiv Mahlzeit Schoko, Vanille, Lactose- und Sojafrei können Sie sich mit den xlim Shake Rezepten auf einfache Weise und wenig zeitaufwendig variantenreiche xlim Shakes zubereiten, die jedem von Ihnen gut schmecken, satt machen und Ihnen helfen, sich dauerhaft in Form zu bringen. Mit den xlim Shakes kann jeder einfach, gesund und ohne Verzicht auf Genuss abnehmen.

Warum fiel es vielen bisher so schwer abzunehmen? Die Hauptursache liegt darin, dass die besondere Rolle des Zuckers bisher immer unterschätzt wurde. Ein weiterer Grund ist, dass die bisher üblichen niedrigkalorischen Diäten sehr monoton sind und nur wenig Genuss und Abwechslung bieten. Erschwerend kommt hinzu, dass diese niedrigkalorischen Diäten dem Körper nicht alle Vitalstoffe bieten, die der Körper täglich für eine normale Stoffwechselfunktion braucht. Als Folge bedient sich der Körper als Energiequelle der in den Muskeln gespeicherten Energie und Sie verlieren an Muskelmasse. Als Folge kommt es regelmäßig im Anschluss an eine solche Diät, d. h. wenn man wieder wie vor der Diät isst, zu einem „Jo-Jo-Effekt". Dieser macht nicht nur die Gewichtsabnahme wieder rückgängig, sondern führt dazu, dass Sie mit jeder Diät weiter zunehmen.

Der inzwischen weltweit bestätigte Zusammenhang zwischen dem ständig wachsenden Zucker-Konsum und dem steigenden Anteil an Übergewichtigen in der Bevölkerung, der mit z. B. 75 % in den USA und über 60 % in Deutschland bereits die Mehrzahl der Menschen betrifft, hat die Bedeutung des Zucker-Konsums weltweit ins Zentrum der wissenschaftlichen Forschung gerückt. So fand man heraus, dass Zucker ähnlich wie die uns bekannten Drogen Haschisch und Marihuana süchtig machen kann. Neuerdings wird dem Zucker eine Schlüsselrolle bei der Entstehung von Gefäßentzündungen, Herzinfarkt, Schlaganfall oder sogar Alzheimer zugeschrieben.

Gestützt durch viele ernährungswissenschaftliche Untersuchungen hat sich allgemein die Erkenntnis durchgesetzt, dass eine dauerhafte Gewichtsreduktion ohne Zuckerbremse unmöglich ist. Denn solange unser Körper auf seine umfangreichen Zucker-Depots zurückgreifen kann, kommt der Abbau der Fett-Depots zu kurz. Das heißt, dass am Anfang eines effektiven Gewichtsmanagement-Programms die Zucker-Depots, insbesondere in der Leber - dem Zentralorgan unseres Stoffwechsels abgebaut werden müssen, bevor es zu einem Abbau der Fett-Depots und als Folge zu einer Verbesserung Ihrer Figur kommen kann. Um sich dauerhaft in Form zu bringen sollten Sie daher Ihren Zucker-Konsum einschränken.

Deshalb kann Ihnen die alleinige Reduktion der Fettaufnahme, z. B. durch sogenannte Fett-Burner, die nur die Aufnahme eines kleinen Prozentsatzes des aufgenommenen Nahrungsfettes in den Körper verhindern können, nicht helfen, nachhaltig abzunehmen und in Form zu bleiben.

Damit Sie Ihr Wunschgewicht erreichen und dauerhaft stabilisieren können, sorgt das selbstbestimmte xlim Gewichtsmanagement-Programm mit Zuckerbremse in der Start-Phase dafür, dass die Zuckerreserven durch eine intensive Aktivierung des Stoffwechsels aus der Leber entfernt werden. Dafür ersetzen Sie drei Tage lang 3 Mahlzeiten durch xlim Shakes Ihrer Wahl.

In der anschließenden Abnehm-Phase wird durch den Ersatz von 2 Mahlzeiten durch xlim Shakes Ihrer Wahl eine hohe Aktivierung des Stoffwechsels aufrecht erhalten. Die Länge der Abnehm-Phase hängt davon ab, wie viel Gewicht Sie abnehmen möchten.

In der darauffolgenden Gewichtsmanagement-Phase halten Sie den Stoffwechsel durch Ersatz einer Mahlzeit durch einen xlim Shake Ihrer Wahl weiterhin aktiviert, so dass Sie auch in dieser Phase weiter abnehmen können.

Sie können entsprechend Ihrem persönlichen Tagesablauf und Ihren Essgewohnheiten selber entscheiden, welche Tages-Mahlzeit Sie jeweils durch einen xlim Shake ersetzen wollen.

Für die verbleibenden Tagesmahlzeiten empfehlen sich kalorienreduzierte Mischkost-Mahlzeiten. Anregungen hierfür finden Sie im „Ersten xlim Kochbuch". Darüber hinaus helfen Ihnen die xlim Ernährungs-Prinzipien auf S. 16 und die Tipps und Tricks auf S. 19 sich richtig zu ernähren, damit Sie dauerhaft in Form bleiben.

Haben Sie mal Appetit auf etwas Herzhaftes, so können Sie den xlim Shake gegen eine herzhaft-pikante xlim Aktiv Mahlzeit Tomaten-Suppe oder eine herzhafte xlim Aktiv Mahlzeit Kartoffel-Suppe austauschen. Für den Fall, dass Sie knapp in der Zeit oder unterwegs sind, steht Ihnen der leckere verzehrfertige xlim Aktiv Mahlzeit Riegel zur Verfügung.

Gegen eventuelle Hungerattacken schützen Sie das herzhaft-würzige xlim Aktiv Heißgetränk oder die Einnahme von je zwei xlim Aktiv Sättigungskapseln zum Frühstück und Mittagessen.

Die xli.m Aktiv 130 Stoffwechselkapseln helfen Ihnen im Anschluss an das selbstbestimmte xlim Gewichtsmanagement-Programm mit Zuckerbremse Ihren Stoffwechsel aktiviert zu halten.

Bringen Sie sich mit xlim Shakes gesund und ohne Verzicht auf Genuss in Form!

Beim Abnehmen kommt es nicht allein darauf an, weniger Gewicht auf die Waage zu bringen. Gesundes Abnehmen bedeutet, Fettpolster zu reduzieren, ohne Muskelmasse zu verlieren. Damit einhergehend verbessern sich Blutzucker, Blutfette und Blutdruck und somit Ihr allgemeiner Gesundheitszustand. Sie fühlen sich besser und können Ihr Leben wieder aktiv und vital genießen.

Das selbstbestimmte xlim Gewichtsmanagement-Programm mit Zuckerbremse bietet Ihnen nicht nur ein abwechslungsreiches Produkt-Programm, sondern unterstützt Sie auch durch eine begleitende individuelle fachliche Beratung in den xlim Aktions-Apotheken und den xlim MED Arzt-Praxen.

Mit den abwechslungsreichen xlim Shake Rezepten können Sie sich auf der Basis der xlim Aktiv Mahlzeit Schoko, xlim Aktiv Mahlzeit Vanille, xlim Aktiv Mahlzeit Lactosefrei oder xlim Aktiv Mahlzeit Sojafrei variantenreiche xlim Shakes zubereiten, die Ihrem persönlichen Geschmack entsprechen und Ihnen helfen, sich in Form zu bringen. Zusätzlich stehen Ihnen mit der herzhaft-pikanten xlim Aktiv Mahlzeit Tomaten-Suppe, der herzhaften xlim Aktiv Mahlzeit Kartoffel-Suppe und dem leckeren xlim Aktiv Mahlzeit Riegel weitere Optionen zur Verfügung. Das xlim Aktiv Heißgetränk und die xlim Aktiv Sättigungskapseln helfen gegen Hungerattacken. Zusätzlich sind die xli.m Aktiv 130 Stoffwechselkapseln, die den Fettsäure- und Kohlenhydrat-Stoffwechsel unterstützen und zur Aufrechterhaltung eines normalen Blutzuckerspiegels beitragen, eine sinnvolle Ergänzung.

Durch die begleitende individuelle Ernährungs- und Produkt-Beratung durch das xlim Apotheken-Team in den xlim Aktions-Apotheken erhalten Sie eine kontinuierliche Fachbetreuung.

Allen, die unter ärztlicher Begleitung gesund abnehmen wollen, steht mit dem xlim MED Programm ein spezielles Abnehm-Programm unter ärztlicher Aufsicht zur Verfügung. Dabei kontrolliert Ihr Arzt begleitend alle relevanten Parameter zum Start und während der Abnehmphase, wie z. B. Fett- und Muskelmasse, Ruhemetabolismus, Blutdruck, Pulsfrequenz, Blutbild, Blutfette, Blutzucker, glykiertes Hämoglobin HbA1c, Schilddrüsenwerte, Urin und führt einen Befindlichkeitscheck durch.

Das „Erste xlim Kochbuch" bietet Ihnen zusätzlich viele abwechslungsreiche Rezepte für Frühstück, Beilagen, leichte Gerichte, Suppen und Hauptgerichte, darunter auch einige vegetarische bzw. vegane Gerichte. Durch das umfangreiche xlim Produkt-Programm zusammen mit der begleitenden indi-

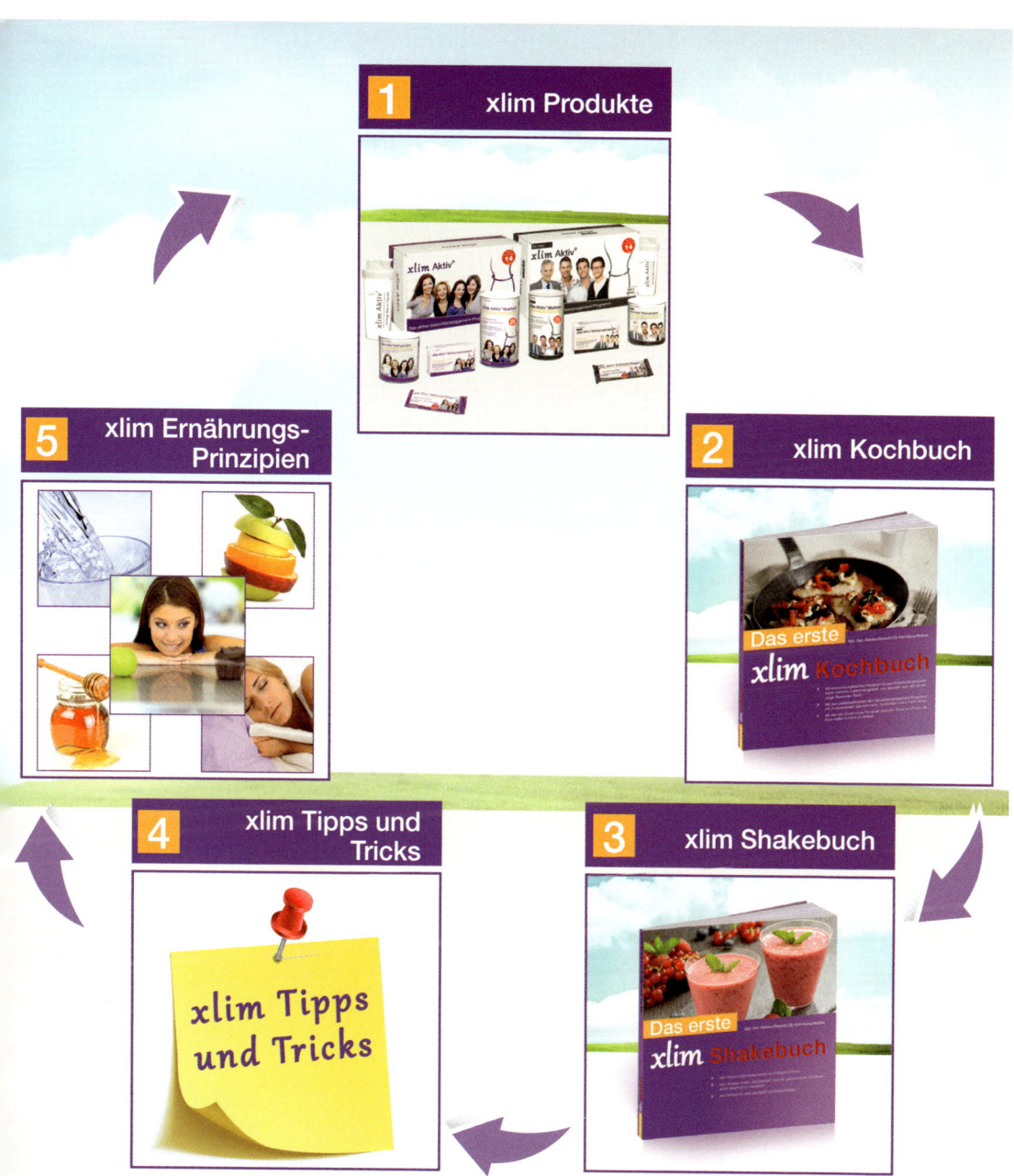

viduellen Fachbetreuung in den xlim Aktions-Apotheken und den xlim MED Arztpraxen ist dafür gesorgt, dass Sie rundum gut beraten werden und sich dauerhaft in Form bringen können.

Warum können Sie mit xlim Shakes zuverlässig und nachhaltig und ohne Verzicht auf Genuss abnehmen?

xlim Shakes zeichnen sich aus durch ihre hohe Produkt-Qualität, ihre Vielfalt, ihren extrem günstigen Preis, die kontinuierliche begleitende individuelle Fachbetreuung in den xlim Aktions-Apotheken und xlim MED Arzt-Praxen sowie die individuelle Ernährungs-Beratung durch das xlim Ernährungs-Beratungs-Team im Rahmen der xlim Apotheken-Aktionstage in den xlim Aktions-Apotheken.

Die xlim Rezeptur zum aktiven Abnehmen basiert auf einem wissenschaftlichen Projekt an übergewichtigen Diabetikern. Sie vereinen hochwertige GMO-freie Soja-Proteine, Molken-Proteine, Ballaststoffe, Vitamine und Mineralstoffe in ausgewogener Dosierung im Rahmen eines schonenden Herstellungsprozesses. Durch das Zusammenspiel der verschiedenen bioaktiven Nährstoffe werden der Stoffwechsel nachhaltig aktiviert, die Zucker-Depots abgebaut und das Gewicht so unter Erhaltung der Muskelmasse dauerhaft reduziert.

Entscheidend für eine dauerhafte Gewichtskontrolle ist insbesondere die Abwechslung durch die Vielfalt der xlim Shakes, der hervorragende Geschmack und die begleitende individuelle fachliche Betreuung durch die Apotheken-Mitarbeiter der xlim Aktions-Apotheken. xlim Apotheken-Kunden können zwischen xlim Shakes in unterschiedlichen Geschmacksrichtungen, sowie einer herzhaft-pikanten xlim Aktiv Mahlzeit Tomaten-Suppe, einer herzhaften xlim Aktiv Mahlzeit Kartoffel-Suppe und einem verzehrfertigen leckeren xlim Aktiv Mahlzeit Riegel Vanille auswählen. Für alle, die eine Unverträglichkeit gegen Lactose oder Soja haben, stehen lactosefreie bzw. sojafreie xlim Shakes zur Verfügung.

Mit dem herzhaft-würzigen xlim Aktiv Heißgetränk und den xlim Aktiv Sättigungskapseln können Sie sich vor Hungerattacken schützen.

Zusätzlich können Sie mit den xli.m Aktiv 130 Stoffwechselkapseln im Anschluss an das selbstbestimmte Gewichtsmanagement-Programm mit Zuckerbremse Ihren Stoffwechsel, insbesondere den Fettsäure- und Kohlenhydrat-Stoffwechsel, aktiv halten und zur Aufrechterhaltung eines normalen Blutzuckerspiegels beitragen.

Darüber hinaus sorgen „Das erste xlim Kochbuch" und „Das erste xlim Shakebuch", mit vielen leckeren Rezepten, die von dem xlim Ernährungs-Beratungs-Team unter der Leitung von Frau Dipl. Oec. Sabrina Richartz zusammengestellt und getestet wurden, dafür, dass Sie sich schon von Anfang an ohne Verzicht auf Genuss in Form bringen können.

Die xlim Ernährungs-Prinzipien und die xlim Tipps und Tricks zeigen Ihnen, was Sie noch tun können, um langfristig in Form zu bleiben.

Warum xlim Shakes zuverlässige Begleiter sind, um besser in Form zu kommen und zu bleiben?

xlim Shakes schmecken und bringen Sie zuverlässig und dauerhaft in Form. Mit xlim Shakes können Sie Ihrem persönlichen Geschmack entsprechend mit Genuss dauerhaft abnehmen.

xlim Shakes basieren auf dem Ergebnis umfangreicher Adipositas Forschungs- und Entwicklungs-Projekte. Die im Rahmen dieser Projekte beobachtete hohe Effizienz in Bezug auf die Reduktion der Fettmasse unter Erhaltung der Muskelmasse hat sich jetzt auch in der Praxis tausendfach bestätigt. Bei den bisher durchgeführten über 2.000 xlim Apotheken-Aktionstagen in über 1.000 xlim Aktions-Apotheken berichten xlim Apotheken-Kunden, dass ihnen die xlim Produkte deutlich besser schmecken als alles, was sie bisher probiert haben, und sie erstmals mit xlim schnell und nachhaltig abnehmen konnten. Dabei fühlen sie sich immer satt und haben auch keine Muskelmasse eingebüßt. xlim Apotheken-Kunden nehmen oft weite Anfahrtswege zu den xlim Apotheken-Aktionstagen in Kauf, um uns zu berichten, wie glücklich sie darüber sind, mit xlim endlich das Produkt gefunden zu haben, das ihnen wirklich geholfen hat, sich wieder in Form zu bringen.

Auch die einzigartige Breite des xlim Produkt-Programms wird begrüßt, weil sie jedem die Möglichkeit bietet, entsprechend seinen persönlichen Geschmacks-Präferenzen, die richtigen Produkte für sich auszusuchen und mehr Abwechslung in sein selbstbestimmtes xlim Gewichtsmanagement-Programm mit Zuckerbremse zu bringen.

Mit den xlim Shake Rezepten des „Ersten xlim Shakebuches" kann sich jeder zusätzlich zu den xlim Aktiv Mahlzeiten Schoko, Vanille, Lactose- oder Sojafrei leckere xlim Shakes nach seinem Geschmack für die Start-, Abnehm- und Gewichtsmanagement-Phase zubereiten. Zusätzlich bietet das xlim Produkt-Programm mit der herzhaft-pikanten xlim Aktiv Mahlzeit Tomaten-Suppe, der herzhaften xlim Aktiv Mahlzeit Kartoffel-Suppe und dem verzehrfertigen xlim Aktiv Mahlzeit Riegel Vanille interessante xlim Aktiv Mahlzeiten auch für unterwegs an. Das herzhaft-würzige xlim Aktiv Heißgetränk und die xlim Aktiv Sättigungskapseln, die beide einen hochwertigen Ballaststoff enthalten, helfen

Ihnen gegen eventuelle Hungerattacken. Weiterhin können Sie mit den xli.m Aktiv 130 Stoffwechsel-kapseln Ihren Fettsäure- und Kohlenhydrat-Stoffwechsel aktiv unterstützen und zur Aufrechterhal-tung eines normalen Blutzuckerspiegels beitragen.

„Das erste xlim Kochbuch" hält viele leckere und ausgewogene Rezepte für Sie bereit, die Ihnen nicht nur helfen, sich in Form zu bringen, sondern Sie auch dabei unterstützen Ihre Wunschfigur dauerhaft zu stabilisieren. Bei den xlim Kochrezepten wurde bei der Zusammenstellung durch das xlim Ernäh-rungs-Beratungs-Team besonders darauf geachtet, dass Sie die Zutaten überall kaufen können und die Rezepte leicht zuzubereiten sind.

Die begleitende individuelle xlim Ernährungs- und Produkt-Beratung durch die Apotheken-Mitar-beiter in den xlim Aktions-Apotheken, die vom xlim Ernährungs-Beratungs-Team kontinuierlich geschult werden, garantieren den xlim Apotheken-Kunden eine kontinuierliche Fachbetreuung. Die regelmäßigen Körperanalysen und individuellen Ernährungs-Beratungen durch das xlim Ernäh-rungs-Beratungs-Team im Rahmen der regelmäßig durchgeführten xlim Apotheken-Aktionstage in den xlim Aktions-Apotheken bieten jedem xlim Apotheken-Kunden eine Vertrauens-Basis, die dazu beiträgt, dass jeder seinen Körper erfolgreich in Form bringen und halten kann.

Das xlim MED Programm bietet allen xlim Apotheken-Kunden zusätzlich die Möglichkeit gegen Kostenbeteiligung unter begleitender ärztlicher Betreuung abnehmen zu können. Hierbei werden alle relevanten Parameter wie z. B. Fett- und Muskelmasse, Ruhemetabolismus, Blutdruck, Blutbild, Blutfette, Nieren- und Leberwerte, Blutzucker, Schilddrüsenwerte, Urin etc. zum Start und während der Abnehm-Phase kontrolliert.

Zusätzlich bietet xlim jedem xlim Apotheken-Kunden eine begleitende individuelle Ernährungsbe-ratung durch das xlim Ernährungs-Beratungs-Team über die xlim Ernährungs-Beratungs-Hotline 0800 - 30 33 400.

Durch die Synergie eines breiten Produkt-Angebotes zusammen mit einer kontinuierlichen indivi-duellen Fachbetreuung in den xlim Aktions-Apotheke und den xlim MED Arzt-Praxen sorgt xlim als Ihr zuverlässiger Partner dafür, dass Sie rundum gut beraten und betreut werden und sich gesund und ohne Verzicht auf Genuss in Form bringen können.

Warum macht die einzigartige Qualität der xlim Shakes den besonderen Erfolg aus?

Die xlim Aktiv Mahlzeiten, die als Basis für die xlim Shakes dienen, basieren auf einer mehrjährigen wissenschaftlichen Untersuchung an übergewichtigen Diabetikern. Sie enthalten hochwertige Nährstoff-Kombinationen aus biologischen, gentechnikfreien Soja- und Molken-Proteinen, essentiellen Vitalstoffen in Verbindung mit der leichten Süße der Stevia-Pflanze. Die xlim Shakes zeichnen sich dadurch aus, dass sie besser schmecken und den Stoffwechsel intensiver und nachhaltiger aktivieren. So werden die Zuckerreserven in der Leber beseitigt und die Fettverbrennung angekurbelt. Durch die Zuckerbremse kann der Körper nicht mehr auf die leicht zugänglichen Zuckerreserven zurückgreifen und ist gezwungen die Fettreserven abzubauen. Die xlim Shakes wirken sowohl als Turbostarter als auch als Dauerbrenner, der im Stoffwechselfeuer die Fett-Depots dahin schmelzen lässt, besonders in der Nacht und ohne zusätzliche körperliche Aktivität. Dabei bleibt die mühsam aufgebaute Muskelmasse, die am meisten zur Fettverbrennung beiträgt, verschont. Dass xlim die Muskelmasse schont bestätigte uns der Bericht einer Person, die auf den Rollstuhl angewiesen ist. Sie berichtete uns stolz, dass sie mit xlim unter Erhaltung der Muskelmasse 46 kg abnehmen konnte und ihr jetzt vieles leichter fällt.

Wie können Sie mit xlim Shakes in nur 3 Phasen Ihr Wunschgewicht erreichen?

In nur drei Phasen: Start-Phase, Abnehm-Phase und Gewichtsmanagement-Phase aktivieren Sie mit den xlim Shakes (oder xlim Aktiv Mahlzeiten in Form von Suppen oder Riegeln) Ihren Stoffwechsel, bauen die Zuckerreserven ab, verbessern die Fettverbrennung und reduzieren bei Erhaltung der Muskelmasse überflüssige Fett-Depots. So gelingt es jedem sich ohne Jo-Jo-Effekt in Form zu bringen.

Zum Erreichen Ihres Wunschgewichtes stehen Ihnen Abnehm-Programme über 14-Tage, 60-Tage und 90-Tage zur Verfügung. Diese Programme können Sie gemäß Ihres Wunschgewichtes individuell anpassen.

1. Start-Phase
Abbau der Zuckerreserven

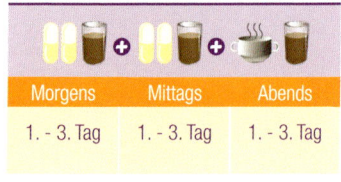

Morgens	Mittags	Abends
1. - 3. Tag	1. - 3. Tag	1. - 3. Tag

2. Abnehm-Phase
Abbau der Fett-Depots

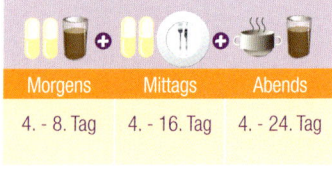

Morgens	Mittags	Abends
4. - 8. Tag	4. - 16. Tag	4. - 24. Tag

3. Gewichtsmanagement-Phase
Aktivierung des Stoffwechsels

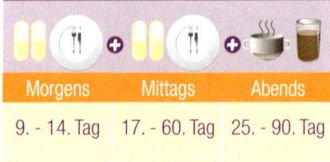

Morgens	Mittags	Abends
9. - 14. Tag	17. - 60. Tag	25. - 90. Tag

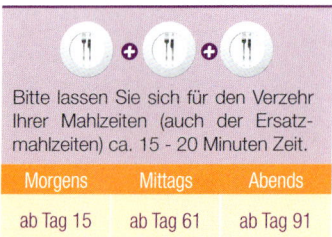

Bitte lassen Sie sich für den Verzehr Ihrer Mahlzeiten (auch der Ersatzmahlzeiten) ca. 15 - 20 Minuten Zeit.

Morgens	Mittags	Abends
ab Tag 15	ab Tag 61	ab Tag 91

1. Start-Phase

In der Start-Phase ersetzen Sie drei Tage lang drei Mahlzeiten durch eine xlim Aktiv Mahlzeit Ihrer Wahl (in Form eines Shakes, einer Suppe oder eines Riegels). Ergänzend können Sie gegen eventuelle Hungerattacken je 2 xlim Aktiv Sättigungskapseln morgens und mittags und abends ein herzhaft-würziges xlim Aktiv Heißgetränk zu sich nehmen. Durch die intensive Aktivierung des Stoffwechsels werden in der Start-Phase die Zuckerreserven in der Leber abgebaut. Als Folge haben Sie weniger Hunger auf Süßes.

2. Abnehm-Phase

In der Abnehm-Phase ersetzen Sie je nach der gewählten Programm-Länge 5 bzw. 13 oder 21 Tage lang zwei Mahlzeiten z. B. Frühstück und Abendessen oder Frühstück und Mittagessen durch eine xlim Aktiv Mahlzeit Ihrer Wahl (in Form eines Shakes, einer Suppe oder eines Riegels). Als dritte Mahlzeit können Sie sich eine ausgewogenen kalorienarme Mischkost-Mahlzeit aus dem „Ersten xlim Kochbuch" gönnen. Ergänzend können Sie auch hier gegen eventuelle Hungerattacken je 2 xlim Aktiv Sättigungskapseln morgens und mittags und abends ein herzhaft-würziges xlim Aktiv Heißgetränk verzehren.

Nachdem die Zuckerspeicher in der Start-Phase abgebaut wurden, muss sich Ihr Körper zur Deckung seines Energiebedarfs der Fett-Depots bedienen. Als Folge kommt es zu einer kontinuierlichen deutlichen Gewichtsabnahme. Die Höhe der Gewichtsabnahme wird durch die Länge der Abnehm-Phase bestimmt.

3. Gewichtsmanagement-Phase

In der Gewichtsmanagement-Phase ersetzen Sie je nach der gewählten Programm-Länge über 6 bzw. 44 oder 69 Tage nur noch eine Mahlzeit durch eine xlim Aktiv Mahlzeit Ihrer Wahl (in Form eines Shakes, einer Suppe oder eines Riegels). Für die anderen beiden Mahlzeiten empfehlen sich ausgewogene kalorienarme Mischkost-Mahlzeiten aus dem „Ersten xlim Kochbuch". Ergänzend können Sie gegen eventuelle Hungerattacken morgens und mittags je 2 xlim Aktiv Sättigungskapseln und abends ein herzhaft-würziges xlim Aktiv Heißgetränk verzehren.

In der Gewichtsmanagement-Phase halten Sie die Stoffwechsel-Aktivierung aufrecht und es kommt zu einer weiteren allmählichen Gewichtsabnahme.

Nach Beendigung Ihres selbstbestimmten xlim Gewichtsmanagement-Programms mit Zuckerbremse nehmen Sie wieder alle drei Mahlzeiten als ausgewogene kalorienarme Mischkost-Mahlzeiten ein. Das „Erste xlim Kochbuch", die xlim Ernährungs-Prinzipien und die xlim Tipps und Tricks können Ihnen anschließend helfen in Form zu bleiben.

Um Ihr Wunschgewicht dauerhaft zu stabilisieren empfiehlt es sich gelegentlich eine Mahlzeit durch eine xlim Aktiv Mahlzeit Ihrer Wahl zu ersetzen. Besonders beliebt sind hierbei die herzhaft-pikante xlim Aktiv Mahlzeit Tomaten-Suppe, die xlim Aktiv Mahlzeit Kartoffel-Suppe und der verzehrfertige xlim Aktiv Mahlzeit Riegel Vanille für unterwegs.

Wollen Sie noch mehr abnehmen, können Sie dies durch ein weiteres selbstbestimmtes xlim Gewichtsmanagement-Programm mit Zuckerbremse erreichen. Die Länge des Programms richtet sich danach wie viel Kilogramm Sie verlieren möchten.

Warum ist das xlim Produkt-Programm allen anderen überlegen?

Das breite und variantenreiche xlim Produkt-Programm enthält viele unterschiedliche Produkte, die erwiesenermaßen besser schmecken als alle anderen und sich im Rahmen des selbstbestimmten xlim Gewichtsmanagement-Programm mit Zuckerbremse ideal ergänzen. xlim Produkte sorgen durch ihre einzigartige Qualität und Zusammensetzung dafür, dass jeder einfach und ohne zu hungern mit xlim sein Wunschgewicht erreichen und stabilisieren kann.

Die variantenreichen xlim Shakes enthalten hochwertige Nährstoff-Kombinationen aus biologischen, gentechnikfreien, hochwertigen Soja- und Molken-Proteinen und Vitalstoffen in Verbindung mit der leichten Süße der Stevia-Pflanze. Die innovativen hochwertigen Nährstoff-Kombinationen sorgen für eine intensive und nachhaltige Aktivierung des Stoffwechsels.

In der Start-Phase werden zunächst die Zuckerreserven in der Leber beseitigt, damit anschließend in der Abnehm- und Gewichtsmanagement-Phase die überflüssigen Fett-Depots, auch in der Nacht und ohne zusätzliche körperliche Aktivität, dahinschmelzen. Dabei bleibt die mühsam aufgebaute Muskelmasse, die am meisten zur Fettverbrennung beiträgt, verschont. Die muskelschonende Wirkung von xlim sorgt zusätzlich dafür, dass Sie auch in der Abnehm-Phase mehr Power haben und aktiv Ihr Leben genießen können.

Die sättigende Wirkung der xlim Aktiv Sättigungskapseln und des herzhaft-würzigen xlim Aktiv Heißgetränkes schützen Sie vor eventuellen Hungerattacken, die für das Scheitern der vielen niedrigkalorischen Diät-Programme verantwortlich sind.

Preis pro Mahlzeit

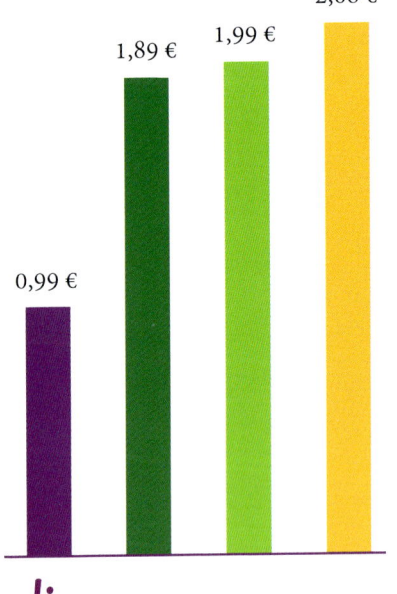

Quelle: UVP des Herstellers.
Lauer Taxe zum Januar 2015

Der mit weniger als 1 Euro pro xlim Shake unvergleichlich niedrige Preis (s. Abb. links) pro Aktiv Mahlzeit trägt mit dazu bei, dass möglichst viele Apotheken-Kunden mit dem xlim Gewichtsmanagement-Programm mit Zuckerbremse zur Verbesserung ihrer Gesundheits-Prognose aktiv beitragen können.

Warum können Sie mit xlim Shakes mehr erreichen als nur abzunehmen?

xlim Shakes enthalten neben Proteinen und Ballaststoffen viele wichtige Mineralstoffe und Vitamine, die als Vitalstoffe für viele Funktionen Ihres Körpers täglich erforderlich sind. Bei erhöhter körperlicher und geistiger Anstrengung und in Zeiten, in denen Ihr Körper einem erhöhten Risiko ausgesetzt ist, z. B. im Winter durch Erkältung oder im Frühjahr durch allergische Reaktionen, schlagen Sie mit xlim Shakes zwei Fliegen mit einer Klappe. Sie stärken einerseits Ihre körpereigenen Abwehrkräfte und entlasten andererseits Ihren Körper von überflüssigem Fett. So können Sie z. B. eine herzhaft-pikante xlim Aktiv Mahlzeit Tomaten-Suppe, eine herzhafte xlim Aktiv Mahlzeit Kartoffel-Suppe z. B. abends oder auch einen verzehrfertigen xlim Aktiv Mahlzeit Riegel Vanille unterwegs als gesunde Vitalkost genießen. Sie sind dann besser drauf und können Ihr Leben aktiv genießen. Darüber hinaus tragen die enthaltenen Vitalstoffe auch dazu bei, dass Ihr Haar dichter, Ihre Fingernägel kräftiger und Ihr Hautbild feiner wird und Sie sich rundum sichtbar wohler fühlen.

Was Sie tun können, um Ihr Wunschgewicht dauerhaft zu halten?

Damit Sie Ihr Wunschgewicht dauerhaft halten, dürfen Sie natürlich nicht wieder in Ihre alten Essgewohnheiten zurückfallen. Sie würden sonst wieder dem Verlangen nach Süßem erliegen und erneut in den Zucker-Teufelskreis geraten. Damit dies nicht geschieht und all Ihre Mühen nicht umsonst waren, sollten Sie Ihre Ernährung unbedingt langfristig umstellen. Dabei können Ihnen die xlim Ernährungs-Prinzipien nützlich sein.

xlim Ernährungs-Prinzipien:

- Nehmen Sie nur 3 Mahlzeiten im Abstand von 4-6 Stunden zu sich!
- Lassen Sie sich für jede Mahlzeit mindestens 15-20 Minuten Zeit!
- Essen Sie 3 x am Tag bis zum „Rundherum-wohligen Sättigungsgefühl"!
- Meiden Sie Zwischenmahlzeiten (insbesondere Süßes)!
- Meiden Sie kurzkettige Kohlenhydrate (z. B. Zucker, weißes Mehl etc.) zugunsten von langkettigen Kohlenhydraten (z. B. Kartoffeln, Vollkornprodukten etc.)!
- Verdoppeln Sie Ihre Salat- oder Gemüse-Portion!

- Vermeiden Sie Alkohol, da er kalorienreich ist und die Fettverbrennung einschränkt!
- Trinken Sie pro Tag 2-3 l Flüssigkeit, bevorzugen Sie Mineralwasser oder ungesüßten Kräutertee!
- Süßen Sie bevorzugt mit Honig!
- Wenn möglich, sollten Sie nach 18 Uhr auf kohlenhydratreiche Mahlzeiten verzichten!
- Sorgen Sie für ausreichend Schlaf, da Sie während der Nachtruhe Fett verbrennen!
- Bevorzugen Sie beschichtete Bratpfannen!
- Gehen Sie sparsam mit Bratfett um!

Grundsätzlich sollten Sie pro Tag drei Mahlzeiten im Abstand von 4-6 Stunden zu sich nehmen, damit Ihr Körper die zugeführten Kalorien vollständig verbrennen kann und keine Reserven anlegt. Lassen Sie keine Mahlzeit aus. Nehmen Sie sich 15-20 Minuten Zeit für eine Mahlzeit, denn das ist die Zeit die Ihr Körper benötigt, um Ihnen das Sättigungs-Gefühl zu vermitteln. Essen Sie sich satt und meiden Sie unbedingt Zwischenmahlzeiten, d. h. kleine Snacks, auch wenn Ihnen danach ist. Trinken Sie lieber ein Glas Wasser anstelle einer Zwischenmahlzeit. Essen Sie viel Salat und Gemüse. Diese enthalten viele Ballaststoffe, wenig Kalorien, füllen den Magen und machen so nachhaltig satt. Wenn Ihnen nach etwas Süßem zumute ist, nehmen Sie Honig oder nutzen Sie die natürliche Süße der Stevia-Pflanze. Auch ein xlim Smoothie oder Fruity Veggies sowie ein kalorienreduzierter leckerer xlim Aktiv Mahlzeit Riegel Vanille kann ein gesunder Ersatz für etwas Süßes sein.

Warum Sie essen müssen um sich in Form zu bringen

Bei den bisher üblichen Diäten wird die Kalorienaufnahme sehr stark reduziert. Dem Körper werden dann durch die einseitige Ernährung wichtige Nährstoffe, die er für eine normale Funktion täglich braucht, vorenthalten. Der Körper spürt dann schnell, dass ihm weniger Energie und Nährstoffe zugeführt werden. Als Reaktion darauf fährt er, um Energie und Nährstoffe zu sparen, den Stoffwechsel herunter und beginnt mit dem Abbau der Muskelmasse, die die meiste Energie verbraucht. Da dies nicht günstig für das gute Funktionieren unseres Organismus ist, merkt sich unser Körper das, um dieses Defizit später schnell wieder korrigieren zu können. Essen Sie dann nach Beendigung der Reduktions-Diät wieder wie vor der Diät, weil Sie Ihre Ernährungsweise nicht wirklich umgestellt haben, nehmen Sie wieder zu. Der Grund dafür ist, dass Ihr Körper jetzt nicht wieder so viele Kalorien verarbeiten kann wie vor der Diät. Warum kann er das nicht? Durch die Reduktions-Diät hat er erfahren können, dass es Zeiten geben kann, in denen er nichts oder nur wenig zu essen bekommt. Aus Angst vor solchen „schlechten Zeiten" fährt er den Stoffwechsel weiterhin auf Sparkurs, um sich Reserven für solche schlechten Zeiten zuzulegen. Als Folge nehmen Sie dann schneller zu als vor der Diät und es kommt dann zu dem von allen gefürchteten „Jo-Jo-Effekt". Dieser wird noch dadurch verstärkt, dass Sie durch die niedrigkalorische Diät mit der natürlichen Muskelmasse die Körpermasse verloren haben, die am meisten zur Energieverbrennung und folglich zum Abnehmen beitragen kann. Dies erklärt auf einfache Weise die von vielen gemachte Erfahrung, dass man mit jeder niedrigkalorischen Diät mindestens ein Kilogramm zunimmt. Beim selbstbestimmten xlim Gewichtsmanagement-Programm mit Zuckerbremse wird Ihr Körper zu jeder Zeit ausreichend mit Energie und allen wichtigen Nährstoffen versorgt, die für die Aktivierung des Stoffwechsels und eine normale Körperfunktion benötigt werden.

Dank des hohen Protein-Gehaltes der xlim Shakes werden in der Start-Phase die Zuckerspeicher geleert, so dass Sie anschließend weniger Süßhunger haben. Dabei bleibt die Muskelmasse erhalten und sorgt in der Folgezeit durch die dauerhafte Aktivierung des Stoffwechsels für eine erhöhte Fettverbrennung, d. h. den Abbau der Fett-Depots und als Folge für eine Gewichtsreduktion. Durch die zusätzliche Einnahme der xlim Aktiv Sättigungskapseln und des xlim Aktiv Heißgetränks wird eventuell auftretenden Hungerattacken wirkungsvoll vorgebeugt. Die Einnahme der xli.m Aktiv 130 Stoffwechselkapseln im Anschluss an das selbstbestimmte xlim Gewichtsmanagement-Programm mit Zuckerbremse sorgt dafür, dass Ihr Fettsäure- und Kohlenhydrat-Stoffwechsel dauerhaft aktiviert bleibt.

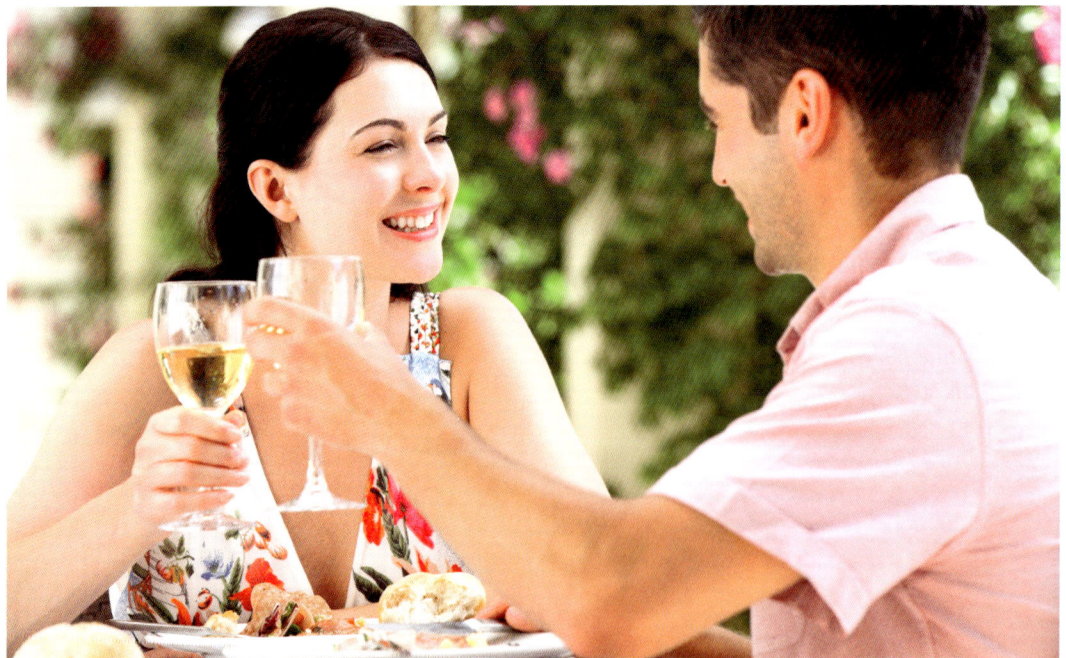

So können Sie sich mit xlim bei vollem Genuss in Form bringen und Ihre Figur dauerhaft stabilisieren.

Was Sie tun können, damit Sie nicht schwach werden.

Um abzunehmen und Ihr Wunschgewicht dauerhaft zu bewahren, ist ein erhöhtes Maß an Disziplin und Durchhaltevermögen erforderlich. Um beides aufbringen zu können, benötigen Sie eine starke „Eigenmotivation". Sie kann Ihnen dabei helfen, gelegentlich aufkommende Zweifel am Erfolg und die anfänglichen „Entzugserscheinungen" der Ernährungsumstellung, insbesondere was den Zucker-Konsum betrifft, zu überwinden.

Die folgenden praxisbewährten xlim Tipps und Tricks können Ihnen Anregungen für Ihre persönliche Motivation geben:

xlim Tipps und Tricks

- Nehmen Sie sich nicht zu viel Gewichtsabnahme auf einmal vor! Sie können Ihr Ziel auch in Etappen erreichen!
- Malen Sie sich vor Ihrem inneren Auge aus, wie Sie mit Ihrem Wunschgewicht aussehen werden!
- Sprechen Sie mit guten Freunden über Ihr Ziel, Sie fühlen sich ihm dann mehr verpflichtet und können eventuellen Zweifeln besser begegnen!
- Stellen Sie sich bildlich vor, was Sie mit weniger Gewicht später alles wieder unternehmen können!
- Wiegen Sie sich auf jeden Fall nur einmal pro Woche!
- Verbannen Sie alle Süßigkeiten aus Ihrer Umgebung!
- Bitten Sie Ihre Familie in Ihrer Gegenwart nicht zu naschen!
- Trinken Sie jede Stunde ein Glas Wasser!
- Sollten Sie Hunger erleiden, verzehren Sie ein herzhaft-würziges, sättigendes xlim Aktiv Heißgetränk bzw. eine herzhaft-pikante xlim Aktiv Mahlzeit Tomaten-Suppe oder eine herzhafte xlim Aktiv Mahlzeit Kartoffel-Suppe, die sich alle schnell zubereiten lassen oder einen verzehrfertigen xlim Aktiv Mahlzeit Riegel!

Der Einfluss von Sport auf Ihr Körpergewicht.

Auf den ersten Blick hört es sich immer gut an, wenn man, um abzunehmen, mehr Kalorien durch mehr Bewegung verbrennen will. Dabei kommt es aber besonders auf die Art der Bewegung an und wie viel davon für unseren Körper richtig ist. Es reicht leider nicht aus, einfach ein bisschen mehr Sport zu machen und dann darauf zu hoffen, dass man das Richtige tut und automatisch abnimmt. Da Sport den Appetit anregt, kann man durch Sport sogar zunehmen. Wer z. B. 30 Minuten durch den Park joggt und sich als Belohnung eine halbe Tüte Chips gönnt, nimmt eher zu als ab. Die Joggingrunde verbraucht nur 347 Kalorien (bei einer 70 kg schweren Frau und mittlerem Lauftempo) und die 100 Gramm Chips sorgen für ein Plus von 535 Kalorien. Unterm Strich bleiben also nach Jogging und Chips 188 Kalorien übrig, um es sich auf den Hüften gemütlich zu machen.

Es hilft alles nichts: Je mehr wir essen, desto aktiver müssen wir werden. Im Umkehrschluss bedeutet das: Wollen wir Gewicht verlieren, ist es mit Sport allein nicht getan. Am effektivsten ist ein Mix aus Sport und gesunder Ernährung mit geringer Energiedichte. Nehmen Sie anstelle von Chips nach dem Joggen eine xlim Aktiv Mahlzeit zu sich. Diese können Sie pur oder in Form eines xlim Smoothies oder auch xlim Fruity Veggies verzehren (s. Rezeptteil). Alternativ zu einem Shake können Sie auch einen verzehrfertigen und leckeren xlim Aktiv Mahlzeit Riegel Vanille essen. Sollten Sie nach dem Joggen etwas Herzhaftes bevorzugen nehmen Sie eine xlim Aktiv Mahlzeit Tomaten-Suppe oder xlim Aktiv Mahlzeit Kartoffel-Suppe zu sich. Egal, wie Sie sich entscheiden, alle Produkte schmecken und machen länger satt.

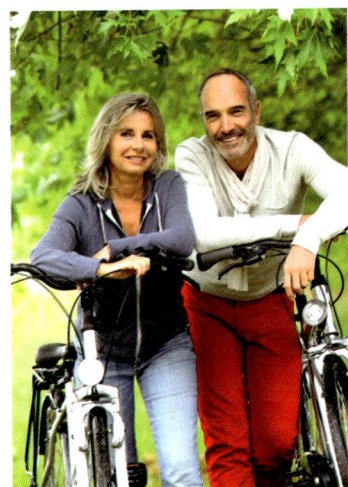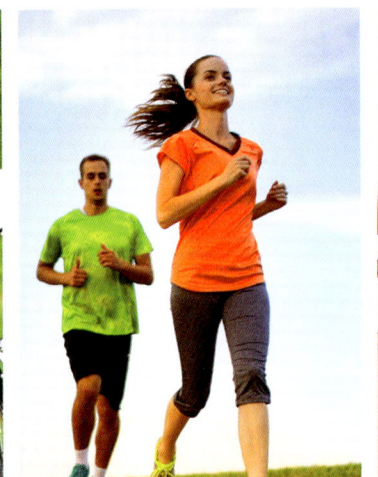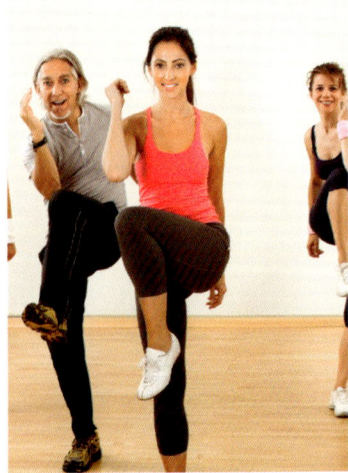

Studien haben gezeigt, dass nach dem Sport, ob Ausdauer- oder Kraft-Sport, ein eiweißreicher Shake, z. B. ein xlim Shake, helfen kann, den Hunger zu stillen, die Energiespeicher wieder aufzufüllen und die Muskulatur zu erhalten. Einfach immer nach dem Sport einen xlim Shake nach eigenem Geschmack zu sich nehmen, so wird der Hunger gestillt und Sie vermeiden unangenehme Hungerattacken.

Empfehlungen zum Sport

- Sport in Verbindung mit ausgewogener Ernährung hilft beim Abnehmen.
- Sport kann eine Gewichtszunahme verhindern und dazu beitragen, ein gutes Körpergewicht zu halten.
- Sport ist gut für Ihre Figur, da Sie dadurch Fett abbauen und Muskelmasse aufbauen können.
- Sie sollten Sport treiben, weil er Spaß macht, die Stimmung verbessert und Sie so auf dem Weg zu Ihrem Wunschgewicht positiv motiviert sind.
- Ein xlim Aktiv Mahlzeit Shake oder ein xlim Aktiv Mahlzeit Riegel Vanille helfen Ihnen als vollwertige Mahlzeiten nach dem Sport, die leeren Energiespeicher wieder aufzufüllen, Hunger zu stillen, Heißhunger zu vermeiden, die Muskulatur zu schützen und schnell zu regenerieren.

Auch mit erhöhten Blutzucker- und/oder Cholesterin-Werten können Sie xlim Shakes genießen

Die xlim Basis-Rezeptur wurde von Ernährungswissenschaftlern und Medizinern auf Basis von Erkenntnissen, die im Rahmen eines wissenschaftlichen Projektes an übergewichtigen Diabetikern gewonnen wurden, entwickelt.

Übergewicht und Diabetes stehen oftmals in einem engen Zusammenhang. Eine kontinuierliche Gewichtskontrolle ist daher gerade für Diabetiker besonders wichtig, um Folgeerkrankungen, wie z. B. Herz-Kreislauf- und Gefäß-Erkrankungen, zu vermeiden.

Begleitend zu einer Ernährungsumstellung kann ein selbstbestimmtes xlim Gewichtsmanagement-Programm mit Zuckerbremse dazu beitragen, die Blutzucker-, Blutfett- und Blutdruck-Werte nachhaltig zu verbessern. Oft kann die Dosierung von Antidiabetika reduziert oder das Medikament sogar ganz abgesetzt werden.

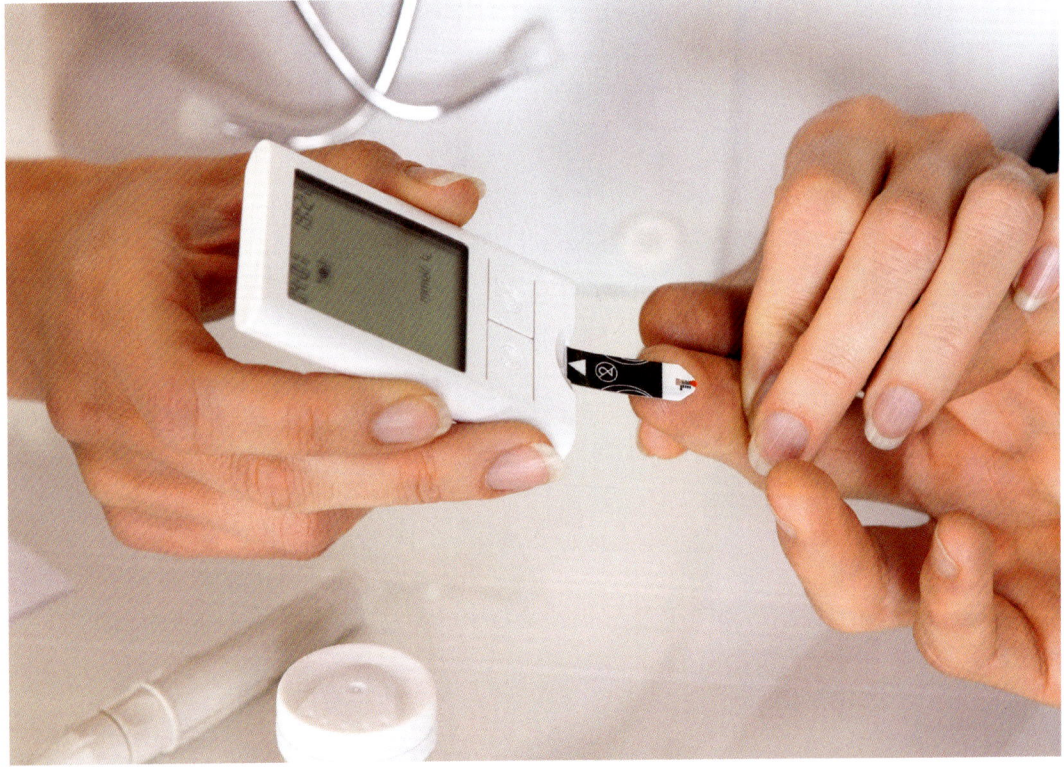

Wissenschaftliche Studien zu Aktiv Mahlzeiten kamen zu folgenden Ergebnissen:

- Höhere Gewichtsabnahme
- Positive Wirkung auf Insulinresistenz
- Verbesserung der Blutzuckerkontrolle
- Deutliche Verbesserung des HbA1c-Wertes

Ein am 22.01.2015 auf www.nutraingredients.com veröffentlichter Bericht zu Studien an Diabetikern deutet an, dass eine Diät mit täglich nur 600 kcal mit 75 g Proteinen und 30 g Kohlenhydraten
eine Alternative zur medikamentösen Behandlung von Typ 2 Diabetes sein kann, da eine derartige
Diät an der Wurzel angreift, indem sie das überflüssige Körperfett beseitigt, den Fett- und Kohlenhydrat-Stoffwechsel aktiviert und so die Insulinproduktion wieder normalisiert.

Bedenkt man, dass Übergewicht und Diabetes sich zur größten Bedrohung der Gesundheit der Menschen entwickeln, so hat das selbstbestimmte xlim Gewichtsmanagement-Programm mit Zuckerbremse noch eine große Zukunft vor sich. Laut aktuellem WHO-Bericht sterben durch Typ 2 Diabetes weltweit jährlich über 3,4 Mio. Menschen mit deutlich wachsender Tendenz. Der aktuelle sprunghafte Anstieg des Pre-Diabetes (Glukose-Toleranz-Störung) mit erwarteten 8 % der Weltbevölkerung in 2035 (471 Mio. Menschen) tickt wie eine Zeitbombe, die wir schnellstmöglich entschärfen müssen. Das selbstbestimmte xlim Gewichtsmanagement-Programm mit Zuckerbremse dient also nicht nur der Verbesserung Ihrer Figur, sondern kann auch einen wesentlichen Beitrag zu Ihrer Gesundheit leisten.

Auch bei Lactoseintoleranz oder Soja-Allergie können Sie xlim Shakes genießen.

Das abwechslungsreiche xlim Produkt-Sortiment bietet spezielle lactosefreie und sojafreie xlim Shakes an.

xlim Shakes können Sie auch bei Gluten-Unverträglichkeit verzehren.

Die xlim Aktiv Mahlzeiten, die als Basis der Rezepte dienen, sind glutenfrei. Einige Rezepte enthalten jedoch Zutaten mit Gluten. Glutenfreie Rezepte sind entsprechend gekennzeichnet.

Bei erhöhtem Cholesterin-Spiegel können und sollten Sie xlim Shakes unbedingt verwenden.

Mit dem Gewicht steigt in der Regel auch der Cholesterin-Spiegel im Blut. Dies ist in den meisten Fällen auf eine zu cholesterinreiche Ernährung zurückzuführen. Es hat sich herausgestellt, dass durch das selbstbestimmte xlim Gewichtsmanagement-Programm mit Zuckerbremse der Cholesterin-Spiegel deutlich gesenkt werden kann. Die Dosis der Cholesterin-Senker konnte so in der Regel deutlich gesenkt werden. In einigen Fällen konnten die Cholesterin-Senker, z. B. Statine sogar abgesetzt werden.

Neue Erkenntnisse aus den USA.

Dr. Dwight Lundell, ein weltweit anerkannter Gefäßchirurg aus den USA, stellt die bisher von Meinungsbildnern herausgestellte Verantwortung des Cholesterins für Gefäß- und Herz-Kreislauf-Erkrankungen neuerdings in Frage und macht Zucker und Übergewicht verantwortlich für die ungebremste Zunahme der Herzinfarkte, Schlaganfälle und sogar der Alzheimer-Krankheit.

In seiner 25-jährigen praktischen Erfahrung in über 5.000 Gefäß-Operationen fand er heraus, dass die Entzündung der Gefäßwände und nicht das in den Gefäßen frei zirkulierende Cholesterin für die beobachteten Gefäßschäden und Herzinfarkte verantwortlich ist. Ohne Entzündung würde sich das Cholesterin frei durch unseren Körper bewegen und hätte keine Möglichkeit sich in den Arterien-Wänden abzulagern.

Ein großer Schuldiger für die Entzündung unserer Blutgefäße ist für ihn das Überangebot industriell verarbeiteter Kohlenhydrate, d. h. der Zucker und alle daraus hergestellten Produkte und nicht das Cholesterin wie man bisher glaubte. Zucker-Moleküle lagern sich an verschiedenen Proteinen an, die ihrerseits die Gefäßwand verletzen. Diese wiederholte Verletzung der Gefäßwand setzt dann die Entzündung in Gang. Wenn der Blutzucker-Spiegel mehrmals am Tag durch den übermäßigen Verzehr von Süßem Spitzenwerte aufweist und das jeden Tag, ist das genauso als wenn man die Innenwände Ihrer Blutgefäße mit Schmirgelpapier behandelt.

Die durch den übermäßigen ständig steigenden Zuckerkonsum in den USA hervorgerufene Entzündung der Gefäßwände ist nach Dr. Dwight Lundell dafür verantwortlich, dass sich das Cholesterin in den Gefäßwänden der Blutgefäße ablagern kann. So sterben jedes Jahr mehr Amerikaner an den Folgen von Gefäßverschlüssen trotz der Tatsache, dass 25 % der Bevölkerung teure Statine einnehmen und der Fettgehalt in der Nahrung gesenkt wurde.

Sollten sich diese neuen Erkenntnisse durchsetzen, so eröffneten sich für das selbstbestimmte xlim Gewichtsmanagement-Programm mit Zuckerbremse ganz neue Perspektiven.

(http://www.sott.net/article/242516-Heart-surgeon-speaks-out-on-what-really-causes-heart-disease)

xlim Shake Rezepte für jeden Geschmack

Das „Erste xlim Shakebuch" bietet Ihnen viele variantenreiche xlim Shake Rezepte mit denen Sie schnell und einfach leckere xlim Shakes nach Ihrem persönlichen Geschmack für jeden Anlass und jede Jahreszeit zubereiten können.

Die xlim Shake Rezepte enthalten Zutaten, die Sie preisgünstig überall kaufen können. Alle xlim Shake Rezepte wurden vom xlim Ernährungs-Beratungs-Team, diplomierten erfahrenen Ernährungs-Beraterinnen, zusammengestellt und getestet. Wichtig ist, dass Sie durch die große Auswahl mehr Abwechslung in Ihr selbstbestimmtes xlim Gewichtsmanagement-Programm mit Zuckerbremse bringen können und die xlim Shakes wählen, die Ihrem Geschmack entsprechen. Mit Genuss und Abwechslung wird es Ihnen deutlich leichter fallen, Ihre Traumfigur zu erreichen, zu bewahren und körperlich und geistig fit zu bleiben.

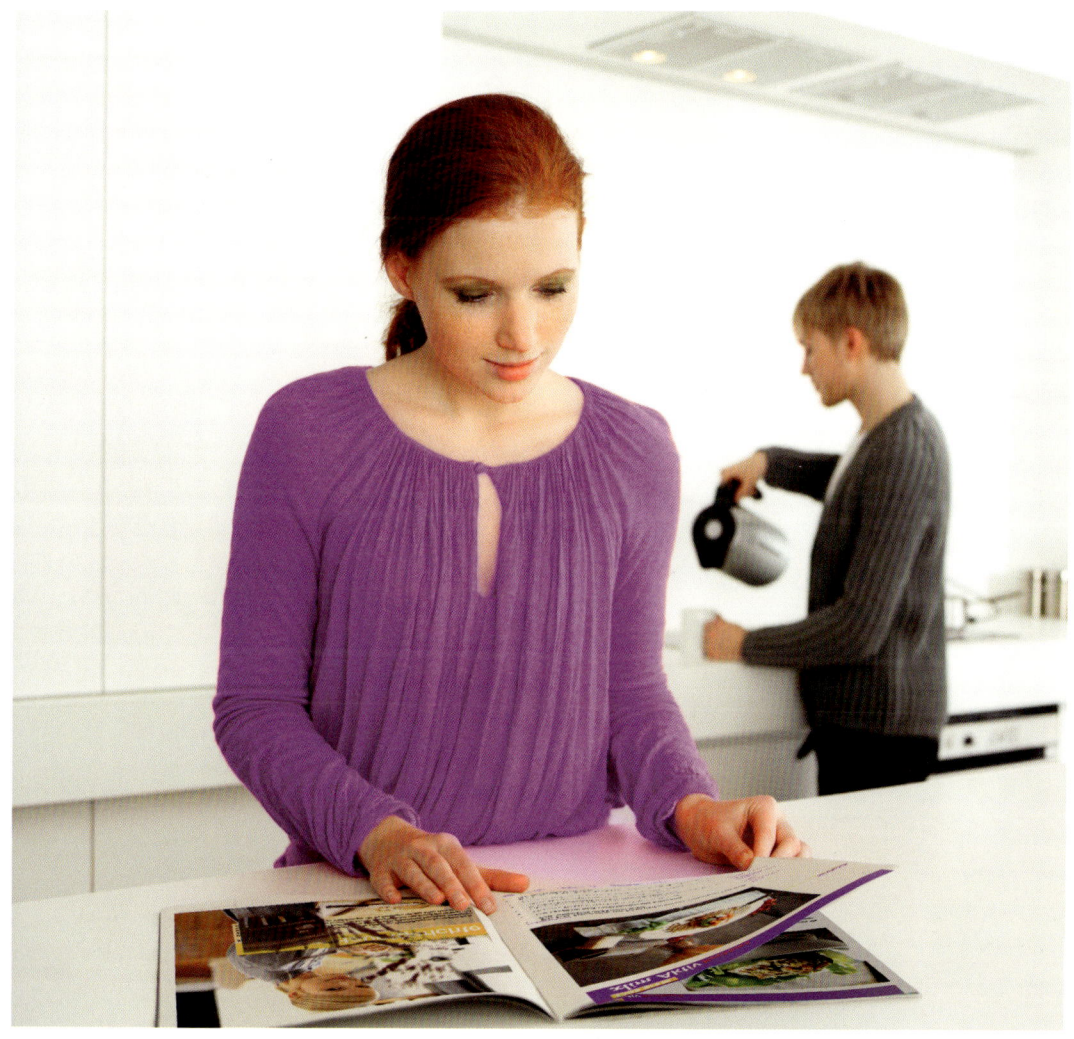

Die Grundrezeptur, die am wirkungsvollsten ist, besteht aus 275 ml fettarmer Milch mit 20 g xlim Aktiv Mahlzeit Pulver. Mit wenigen Handgriffen, können Sie variantenreiche Shakes kreieren.

Die in den folgenden Rezepten verwendeten xlim Aktiv Mahlzeit Pulver sind Vorschläge unsererseits. Natürlich kann jedes Rezept nach Belieben mit einer anderen Sorte zubereitet werden. Je nach Geschmack und gewünschter Konsistenz kann dem Shake noch Wasser hinzugefügt werden. Die xlim Shakes sollten frisch zubereitet und unmittelbar verzehrt werden.

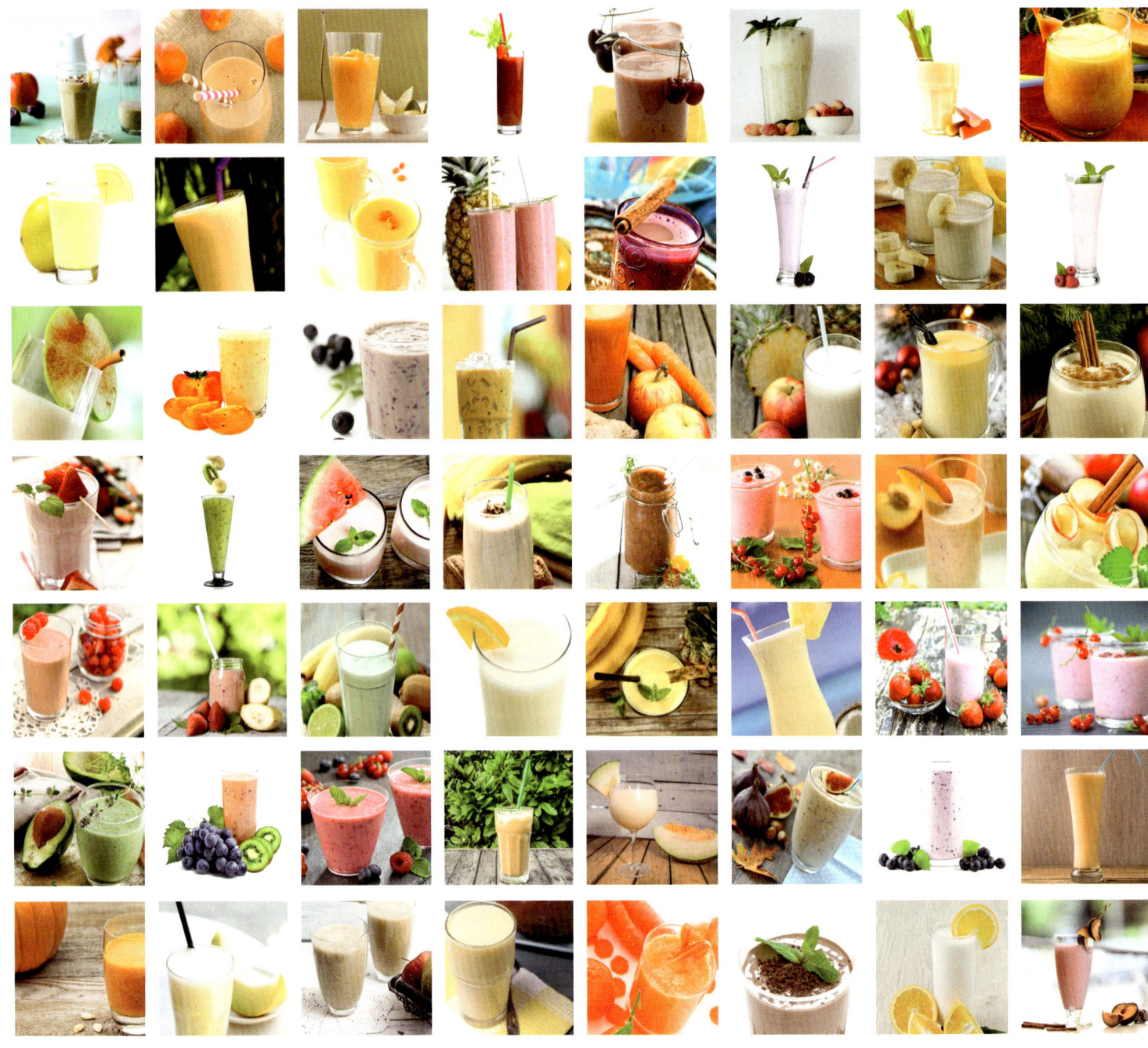

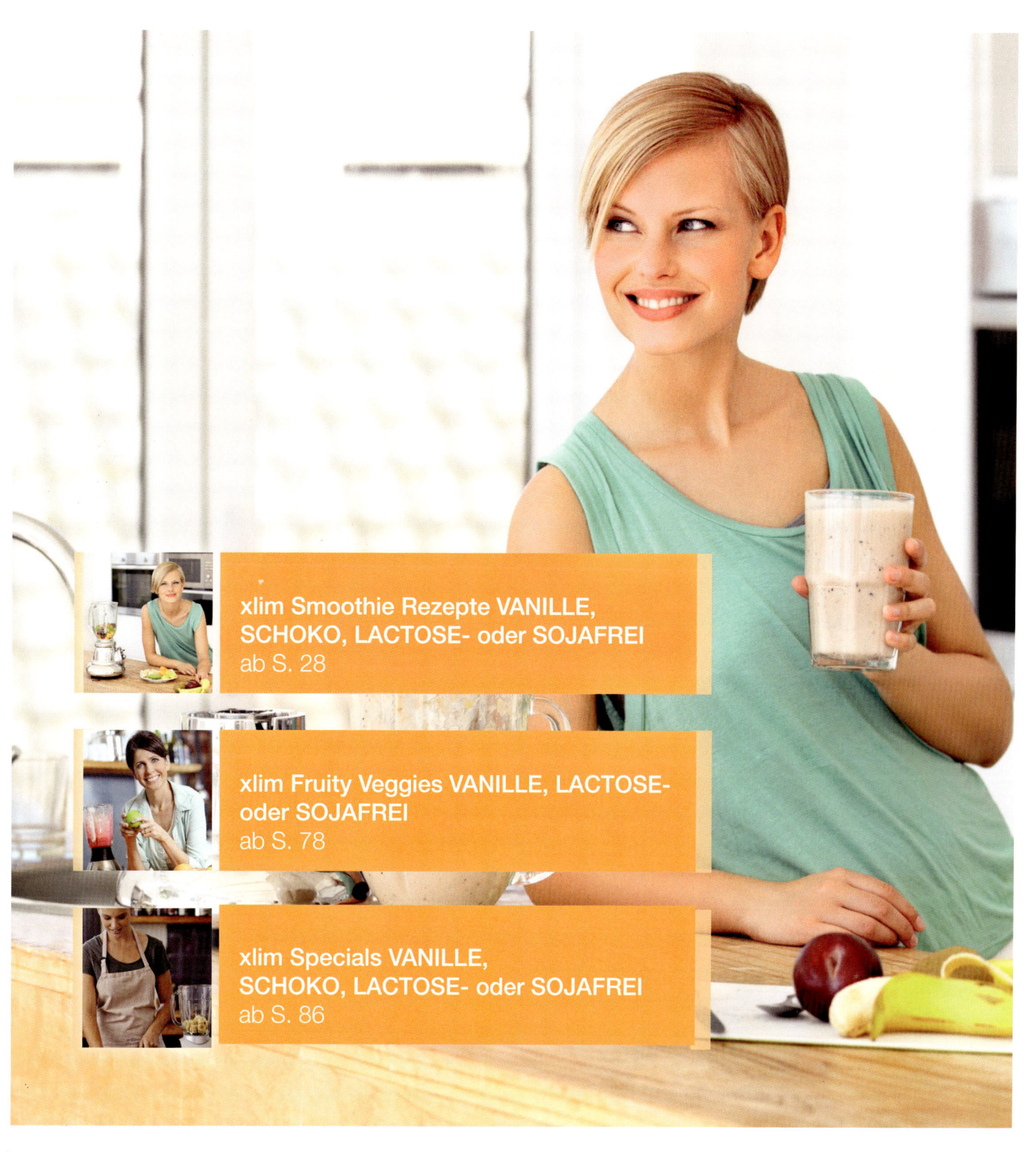

xlim Smoothie Rezepte VANILLE,
SCHOKO, LACTOSE- oder SOJAFREI
ab S. 28

xlim Fruity Veggies VANILLE, LACTOSE-
oder SOJAFREI
ab S. 78

xlim Specials VANILLE,
SCHOKO, LACTOSE- oder SOJAFREI
ab S. 86

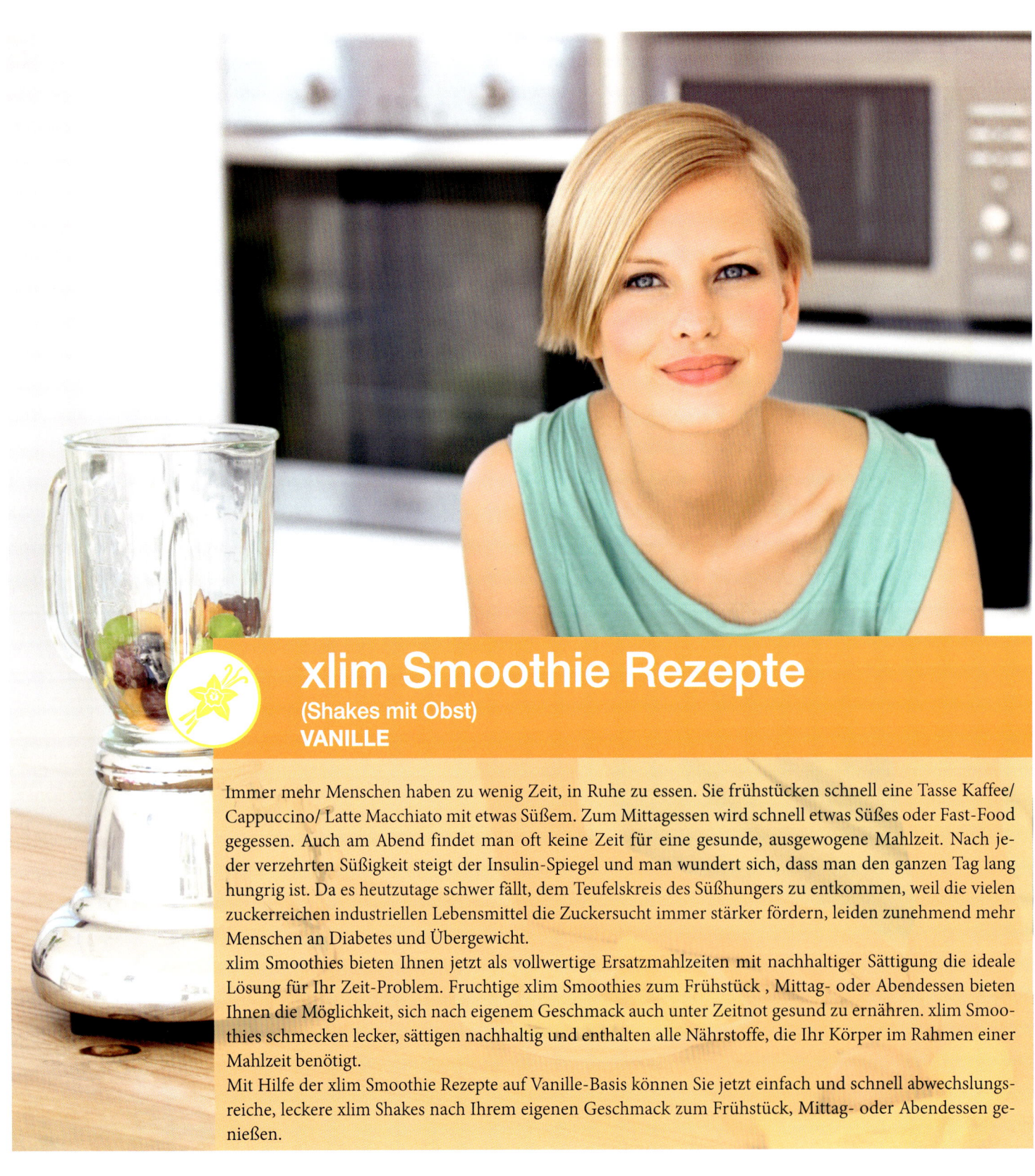

xlim Smoothie Rezepte
(Shakes mit Obst)
VANILLE

Immer mehr Menschen haben zu wenig Zeit, in Ruhe zu essen. Sie frühstücken schnell eine Tasse Kaffee/ Cappuccino/ Latte Macchiato mit etwas Süßem. Zum Mittagessen wird schnell etwas Süßes oder Fast-Food gegessen. Auch am Abend findet man oft keine Zeit für eine gesunde, ausgewogene Mahlzeit. Nach jeder verzehrten Süßigkeit steigt der Insulin-Spiegel und man wundert sich, dass man den ganzen Tag lang hungrig ist. Da es heutzutage schwer fällt, dem Teufelskreis des Süßhungers zu entkommen, weil die vielen zuckerreichen industriellen Lebensmittel die Zuckersucht immer stärker fördern, leiden zunehmend mehr Menschen an Diabetes und Übergewicht.

xlim Smoothies bieten Ihnen jetzt als vollwertige Ersatzmahlzeiten mit nachhaltiger Sättigung die ideale Lösung für Ihr Zeit-Problem. Fruchtige xlim Smoothies zum Frühstück , Mittag- oder Abendessen bieten Ihnen die Möglichkeit, sich nach eigenem Geschmack auch unter Zeitnot gesund zu ernähren. xlim Smoothies schmecken lecker, sättigen nachhaltig und enthalten alle Nährstoffe, die Ihr Körper im Rahmen einer Mahlzeit benötigt.

Mit Hilfe der xlim Smoothie Rezepte auf Vanille-Basis können Sie jetzt einfach und schnell abwechslungsreiche, leckere xlim Shakes nach Ihrem eigenen Geschmack zum Frühstück, Mittag- oder Abendessen genießen.

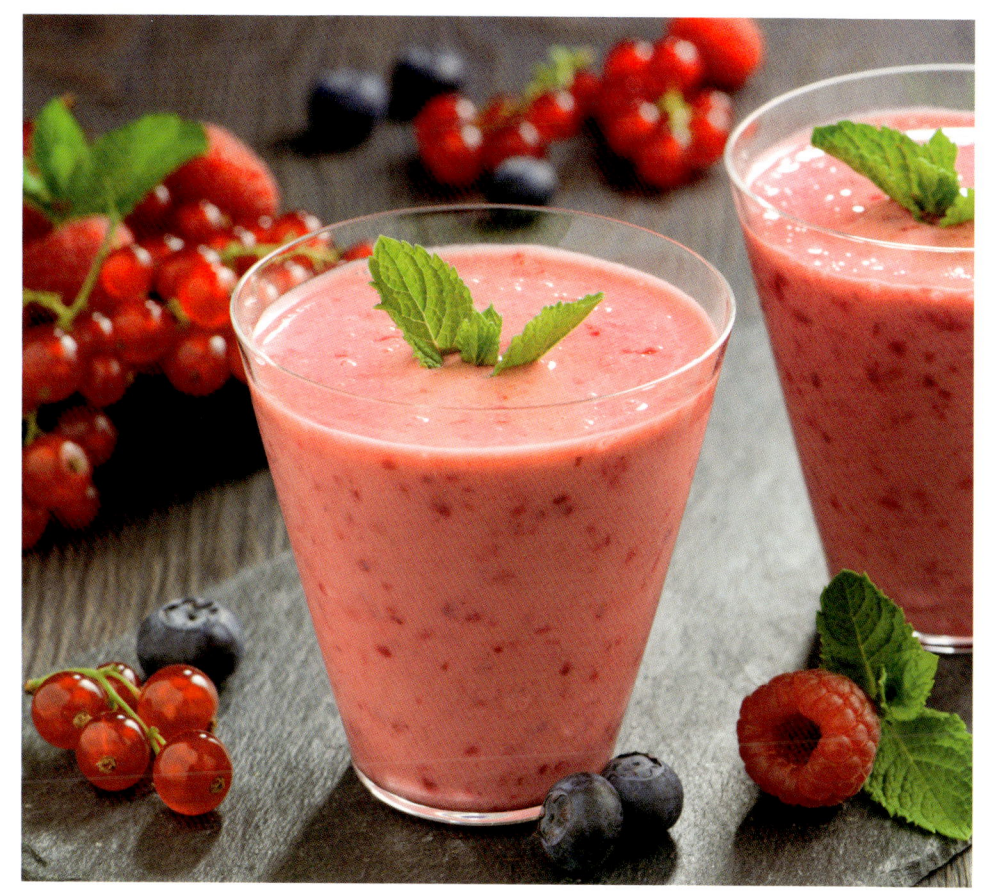

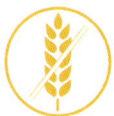

xlim Smoothies

Beeren-Buttermilch-Shake

Zubereitung:

Alle Zutaten in ein hohes Gefäß geben und mit dem Pürierstab pürieren.

Für 1 Person

Zutaten:
150 ml Buttermilch
100 g Naturjoghurt, fettarm (1,5 % Fett)
50 g Himbeeren
50 g Heidelbeeren
50 g Johannisbeeren
20 g xlim Aktiv Mahlzeit VANILLE
Etwas Zitronenmelisse nach Belieben

Durchschnittliche Nährwertangaben pro Portion:

kcal	kJ	Eiweiß	Fett	Kohlenhydrate	Ballaststoffe
228	958	18 g	6 g	23 g	9 g

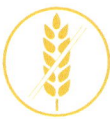

xlim Smoothies

Walnuss-Bananen-Shake

*Schmeckt kaum Nuss
fast nur Banane
aber gut!*

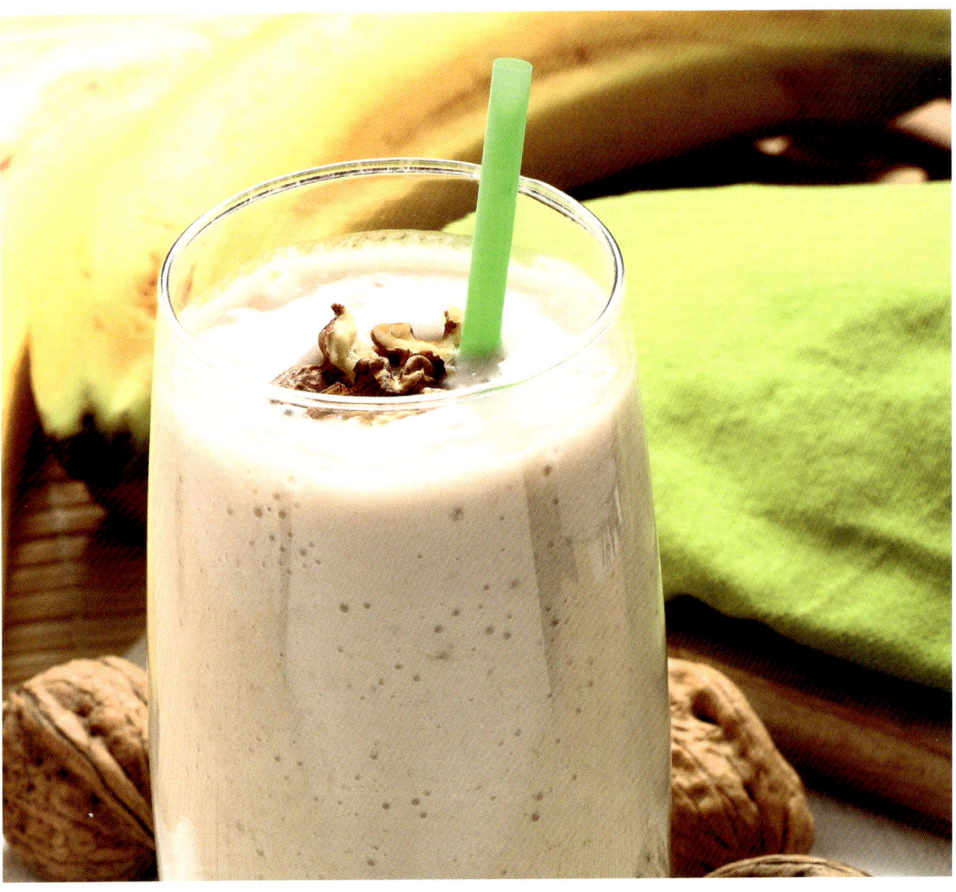

Walnüsse besitzen ein günstiges Fettsäuremuster (hoher Gehalt an „guten" einfach und mehrfach ungesättigten Fettsäuren z. B. an Linolsäure), sind reich an Kalium und eine gute Quelle für Vitamin E.

Für 1 Person

Zutaten:
140 ml Milch, fettarm (1,5 % Fett)
80 g Banane
30 g Magerquark (10 % Fett i. Tr.)
7 g Walnüsse
20 g xlim Aktiv Mahlzeit VANILLE

Zubereitung:
Alle Zutaten in ein hohes Gefäß geben und mit dem Pürierstab pürieren.

Durchschnittliche Nährwertangaben pro Portion:

kcal	kJ	Eiweiß	Fett	Kohlenhydrate	Ballaststoffe
277	1159	17 g	9 g	29 g	4 g

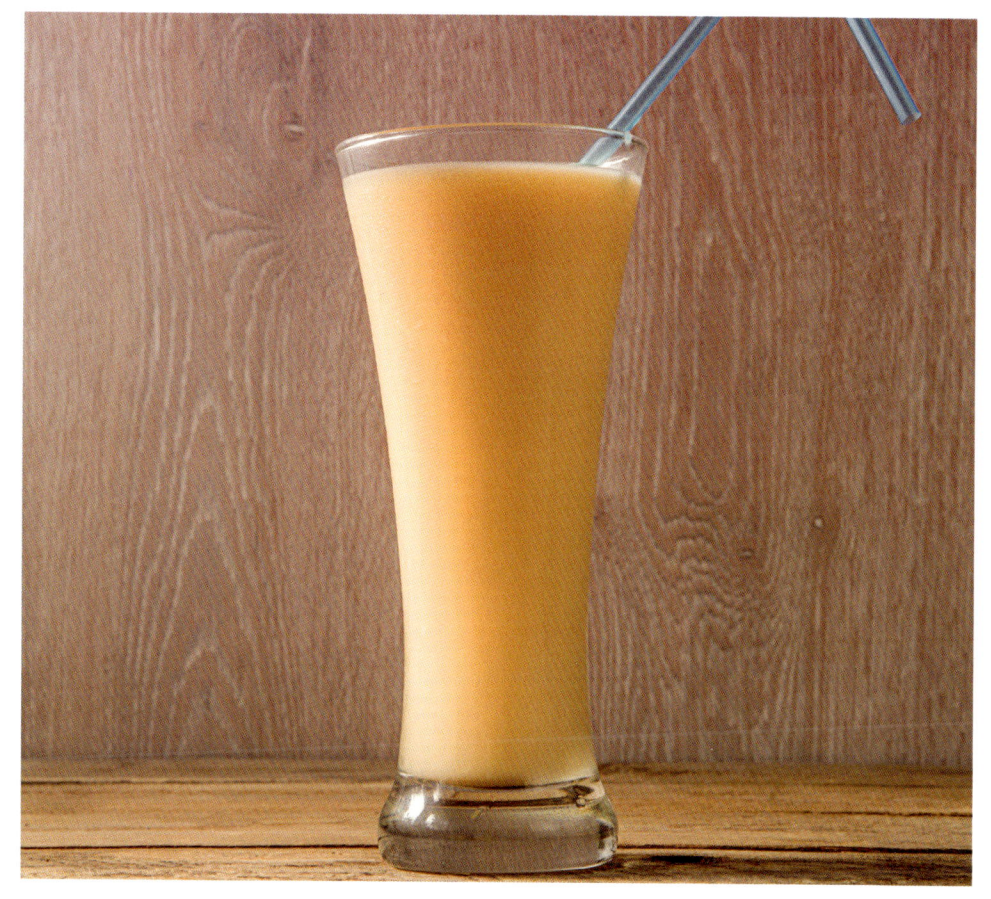

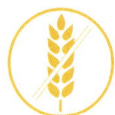

xlim Smoothies
Vanille-Apfelmus-Shake

gut

Für 1 Person

Zutaten:
210 ml Milch, fettarm (1,5 % Fett)
125 g ungesüßtes Apfelmus
20 g xlim Aktiv Mahlzeit VANILLE

Zubereitung:
Alle Zutaten in ein hohes Gefäß geben und mit dem Pürierstab pürieren.

Durchschnittliche Nährwertangaben pro Portion:

kcal	kJ	Eiweiß	Fett	Kohlenhydrate	Ballaststoffe
224	937	14 g	6 g	27 g	4 g

xlim Smoothies
Trauben-Kiwi-Shake

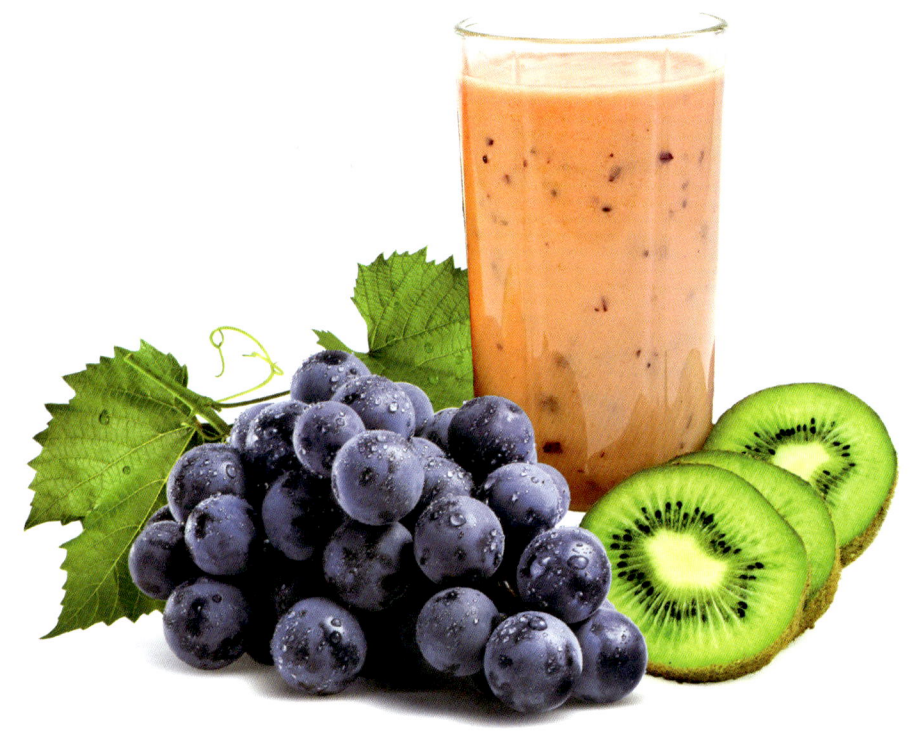

Für 1 Person

Zutaten:
75 g blaue Weintrauben
½ Apfel (ca. 60 g)
40 g Kiwi
50 g Magerquark (10 % Fett i. Tr.)
75 ml Milch, fettarm (1,5 % Fett)
5 g (1 TL) Weizenkleie
20 g xlim Aktiv Mahlzeit VANILLE

Zubereitung:
Alle Zutaten in ein hohes Gefäß geben und mit dem Pürierstab pürieren.

Durchschnittliche Nährwertangaben pro Portion:

kcal	kJ	Eiweiß	Fett	Kohlenhydrate	Ballaststoffe
264	1104	17 g	6 g	33 g	8 g

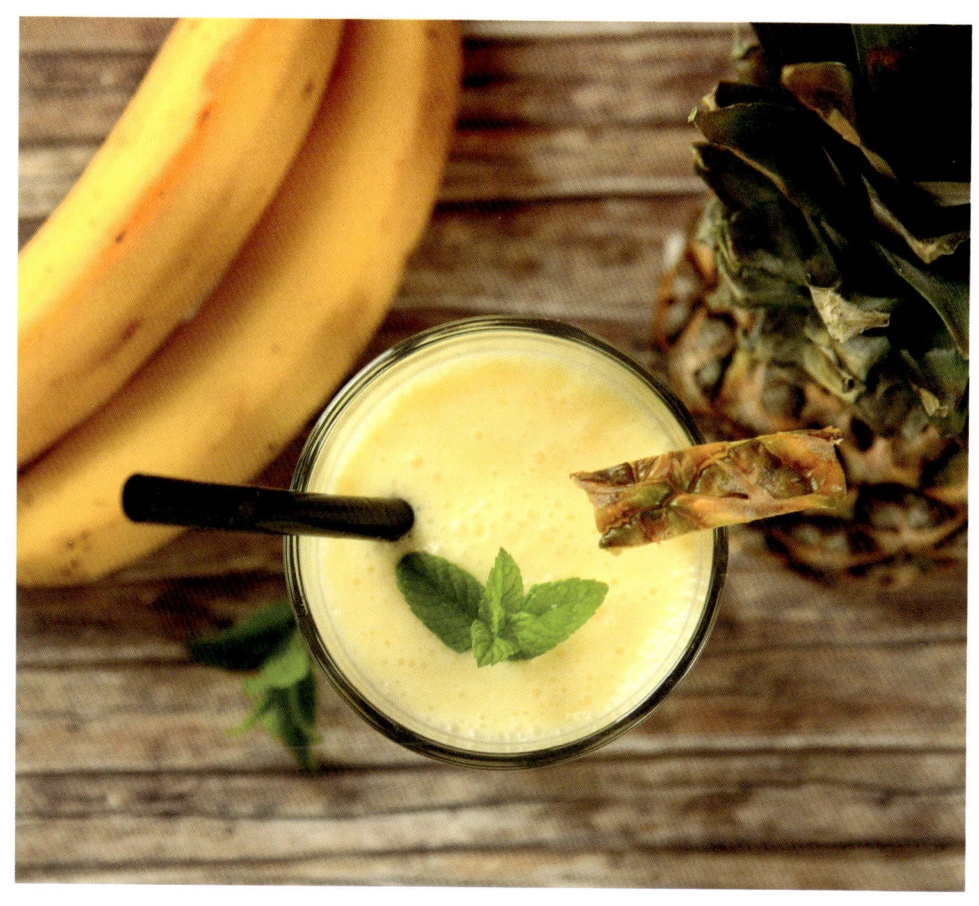

xlim Smoothies
Ananas-Bananen-Shake

Zubereitung:

Alle Zutaten in ein hohes Gefäß geben und mit dem Pürierstab pürieren.

Für 1 Person

Zutaten:
150 g Ananas (Dose), ungezuckert
60 g Banane
100 g Magerquark (10 % Fett i. Tr.)
5 g (1 TL) Weizenkleie
20 g xlim Aktiv Mahlzeit VANILLE

Bei Verwendung von frischer Ananas kommt es nach kurzer Zeit durch die Enzyme der Ananas in Verbindung mit Milchprodukten zu einem bitteren Geschmack.

Durchschnittliche Nährwertangaben pro Portion:

kcal	kJ	Eiweiß	Fett	Kohlenhydrate	Ballaststoffe
303	1275	20 g	4 g	41 g	6 g

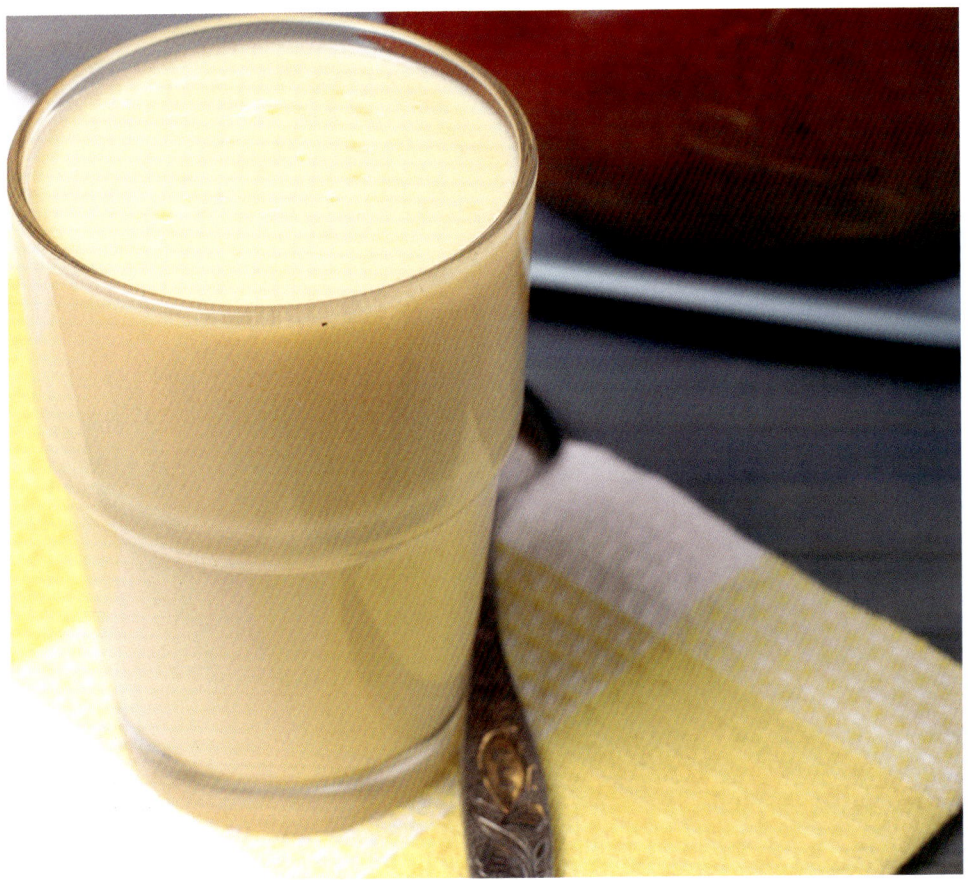

xlim Smoothies
Mango-Limetten-Molke

Für 1 Person

Zutaten:
175 ml Molke
40 g Magerquark (10 % Fett i. Tr.)
125 g Mango
1 EL Limettensaft, frisch gepresst
5 g (1 TL) Weizenkleie
20 g xlim Aktiv Mahlzeit VANILLE

Zubereitung:
Alle Zutaten in ein hohes Gefäß geben und mit dem Pürierstab pürieren.

Durchschnittliche Nährwertangaben pro Portion:

kcal	kJ	Eiweiß	Fett	Kohlenhydrate	Ballaststoffe
233	973	15 g	3 g	31 g	7 g

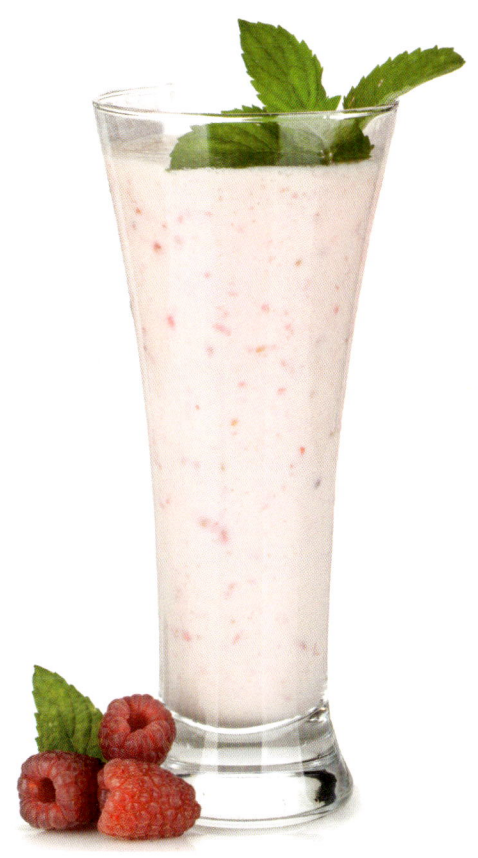

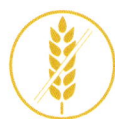

xlim Smoothies

Himbeer-Buttermilch-Shake

Buttermilch ist ein bei der Butterung anfallendes flüssiges Erzeugnis und enthält neben hochwertigem Eiweiß viel Calcium und Lecithin.

Zubereitung:

Alle Zutaten in ein hohes Gefäß geben und mit dem Pürierstab pürieren.

Für 1 Person

Zutaten:
275 ml Buttermilch
100 g Himbeeren
20 g xlim Aktiv Mahlzeit VANILLE

Durchschnittliche Nährwertangaben pro Portion:

kcal	kJ	Eiweiß	Fett	Kohlenhydrate	Ballaststoffe
207	873	19 g	5 g	21 g	7 g

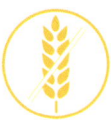

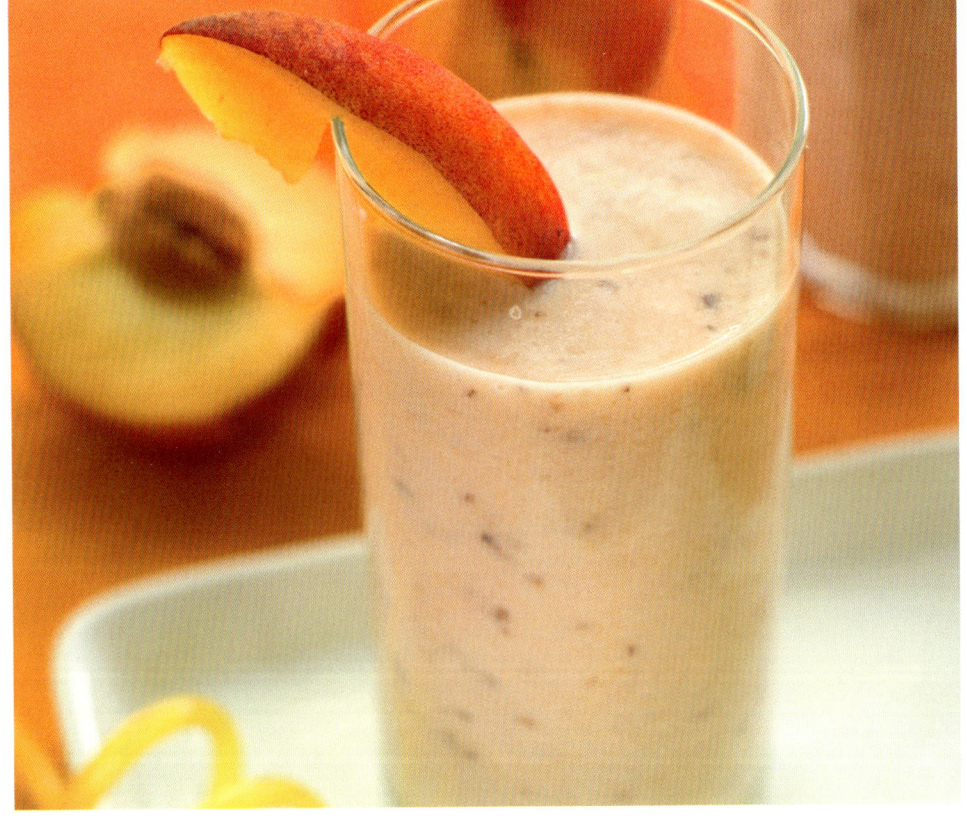

xlim Smoothies
Pfirsich-Shake

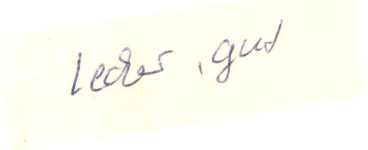

Für 1 Person

Zutaten:
2 Pfirsiche (insgesamt 240 g)
250 ml Milch, fettarm (1,5 % Fett)
20 g xlim Aktiv Mahlzeit VANILLE

Zubereitung:
Alle Zutaten in ein hohes Gefäß geben und mit dem Pürierstab pürieren.

Durchschnittliche Nährwertangaben pro Portion:

kcal	kJ	Eiweiß	Fett	Kohlenhydrate	Ballaststoffe
290	1214	18 g	6 g	38 g	7 g

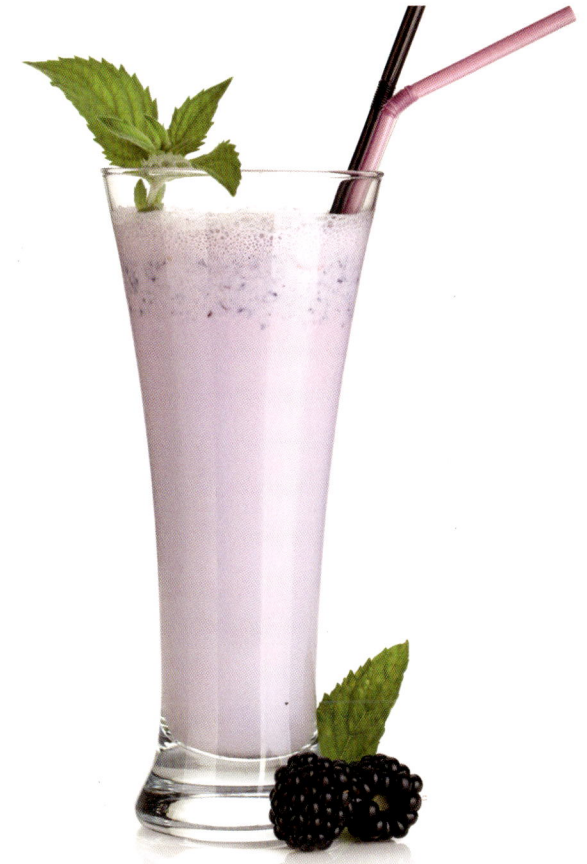

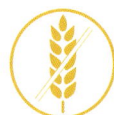

xlim Smoothies
Brombeer-
Joghurt-
Milchshake

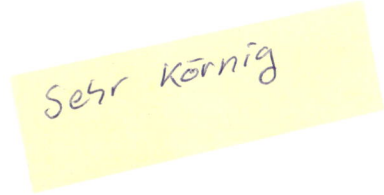

Sehr körnig

Zubereitung:
Alle Zutaten in ein hohes Gefäß geben und mit dem Pürierstab pürieren.

Für 1 Person

Zutaten:
30 g Naturjoghurt, fettarm (1,5 % Fett)
200 ml Milch, fettarm (1,5 % Fett)
100 g Brombeeren
20 g xlim Aktiv Mahlzeit VANILLE

Durchschnittliche Nährwertangaben pro Portion:

kcal	kJ	Eiweiß	Fett	Kohlenhydrate	Ballaststoffe
218	916	16 g	7 g	22 g	5 g

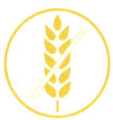

xlim Smoothies
Feigen-Nuss-Shake

Feigen sind die birnenförmigen Früchte des Feigenbaumes. Das rotgefärbte, fleischige Innere ist süß und enthält viele kleine Samen. Sie enthalten Ballaststoffe, viele Vitamine und Mineralstoffe (insbesondere Calcium).

Die **Cashew-Nuss** ist der nierenförmige weiße Samen des Acajoubaumes mit besonders hohem Gehalt an der essentiellen Aminosäure Tryptophan, die bei der Produktion des Glückshormons Serotonin unerlässlich ist.

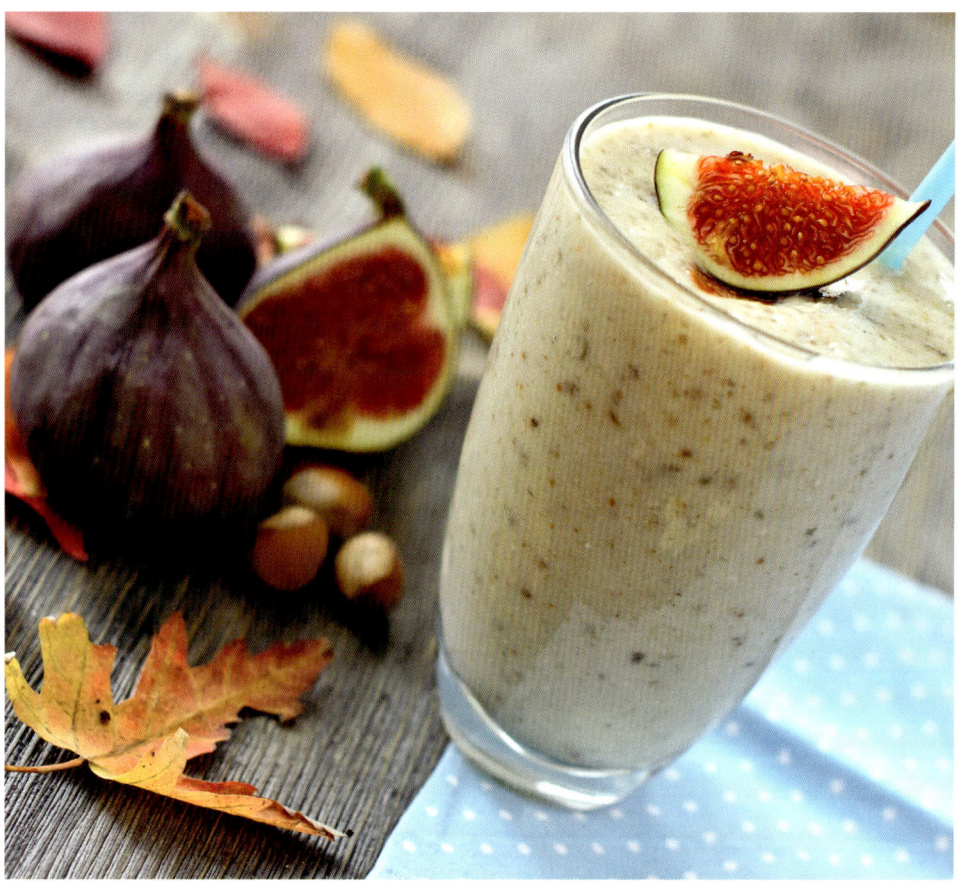

Für 1 Person

Zutaten:
2 Feigen (à 60 g)
125 ml Milch, fettarm (1,5 % Fett)
35 g Magerquark (10 % Fett i. Tr.)
70 ml Wasser
12 g Cashew-Kerne
20 g xlim Aktiv Mahlzeit VANILLE

Zubereitung:
Alle Zutaten in ein hohes Gefäß geben und mit dem Pürierstab pürieren.

Durchschnittliche Nährwertangaben pro Portion:

kcal	kJ	Eiweiß	Fett	Kohlenhydrate	Ballaststoffe
302	1265	19 g	10 g	31 g	5 g

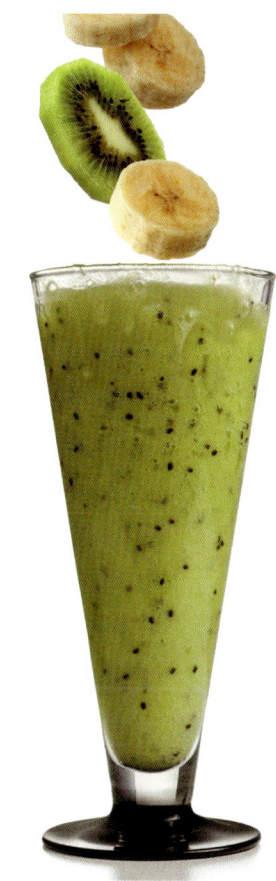

xlim Smoothies
Kiwi-Bananen-Shake mit O-Saft

Zubereitung:
Alle Zutaten in ein hohes Gefäß geben und mit dem Pürierstab pürieren.

Für 1 Person

Zutaten:
200 ml Orangensaft, frisch gepresst
60 g Magerquark (10 % Fett i. Tr.)
50 g Banane
40 g Kiwi
5 g (1 TL) Weizenkleie
20 g xlim Aktiv Mahlzeit VANILLE

Durchschnittliche Nährwertangaben pro Portion:

kcal	kJ	Eiweiß	Fett	Kohlenhydrate	Ballaststoffe
284	1184	18 g	4 g	40 g	7 g

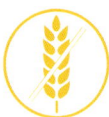

xlim Smoothies
Dattel-Mandel-Shake

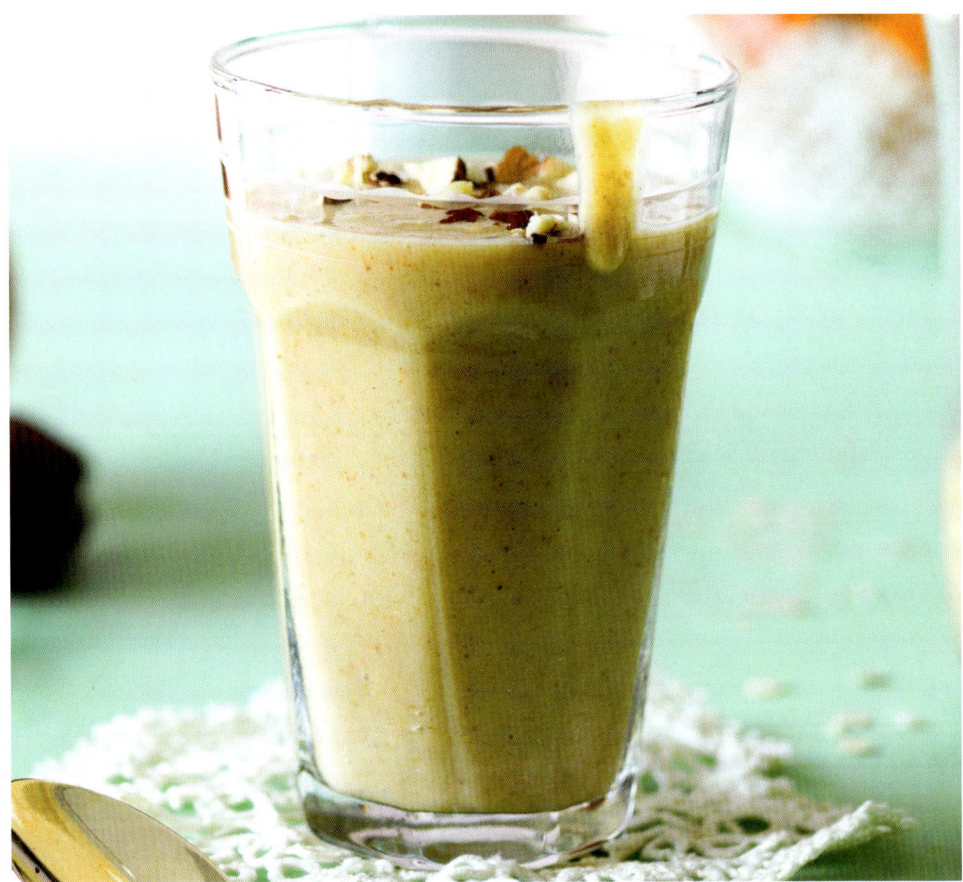

Die **Dattel** ist die essbare Frucht der Dattelpalme und enthält viele Vitamine und ist besonders reich an Pantothensäure, Kalium, Calcium, Eisen und Kupfer.

Für 1 Person

Zutaten:
150 ml Buttermilch
70 ml Wasser
15 g Datteln, getrocknet, entsteint
1/4 TL Zimt
1 TL Mandelmus
20 g xlim Aktiv Mahlzeit VANILLE

Zubereitung:
Alle Zutaten in ein hohes Gefäß geben und mit dem Pürierstab pürieren.

Durchschnittliche Nährwertangaben pro Portion:

kcal	kJ	Eiweiß	Fett	Kohlenhydrate	Ballaststoffe
201	840	14 g	7 g	21 g	4 g

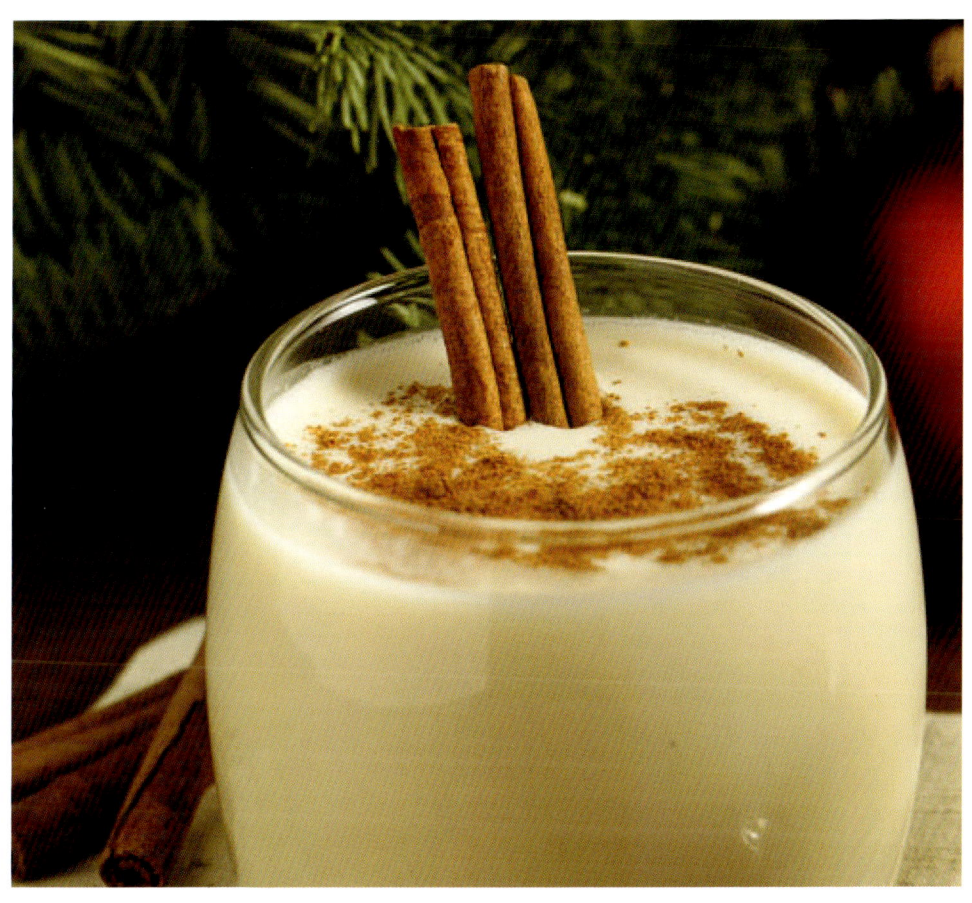

xlim Smoothies
Bratapfel-Shake

Zubereitung:

Alle Zutaten in ein hohes Gefäß geben und mit dem Pürierstab pürieren.

Für 1 Person

Zutaten:
150 g Apfel
80 ml Apfelsaft
75 g Magerquark (10 % Fett i. Tr.)
5 g (1 TL) Weizenkleie
20 g xlim Aktiv Mahlzeit Vanille
Je 1 Prise Zimt und Kardamom

Durchschnittliche Nährwertangaben pro Portion:

kcal	kJ	Eiweiß	Fett	Kohlenhydrate	Ballaststoffe
262	1094	17 g	5 g	34 g	8 g

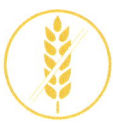

xlim Smoothies
Himbeer-
Orangen-Shake

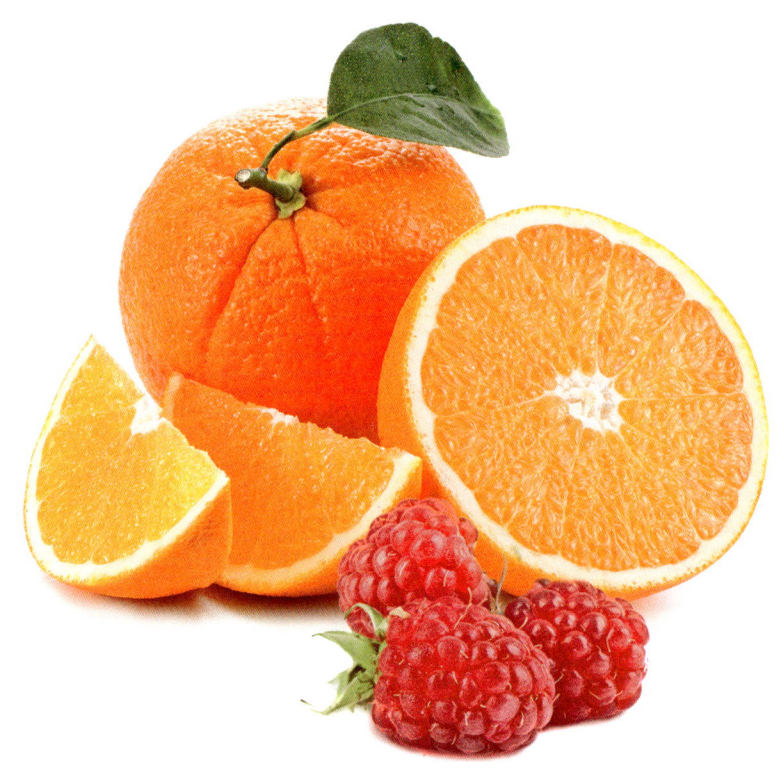

Für 1 Person

Zutaten:
125 g Himbeeren
75 g Naturjoghurt, fettarm (1,5 % Fett)
25 g Magerquark (10 % Fett i. Tr.)
150 ml Orangensaft
20 g xlim Aktiv Mahlzeit VANILLE

Zubereitung:
Alle Zutaten in ein hohes Gefäß geben und mit dem Pürierstab pürieren.

Durchschnittliche Nährwertangaben pro Portion:

kcal	kJ	Eiweiß	Fett	Kohlenhydrate	Ballaststoffe
238	995	15 g	4 g	29 g	8 g

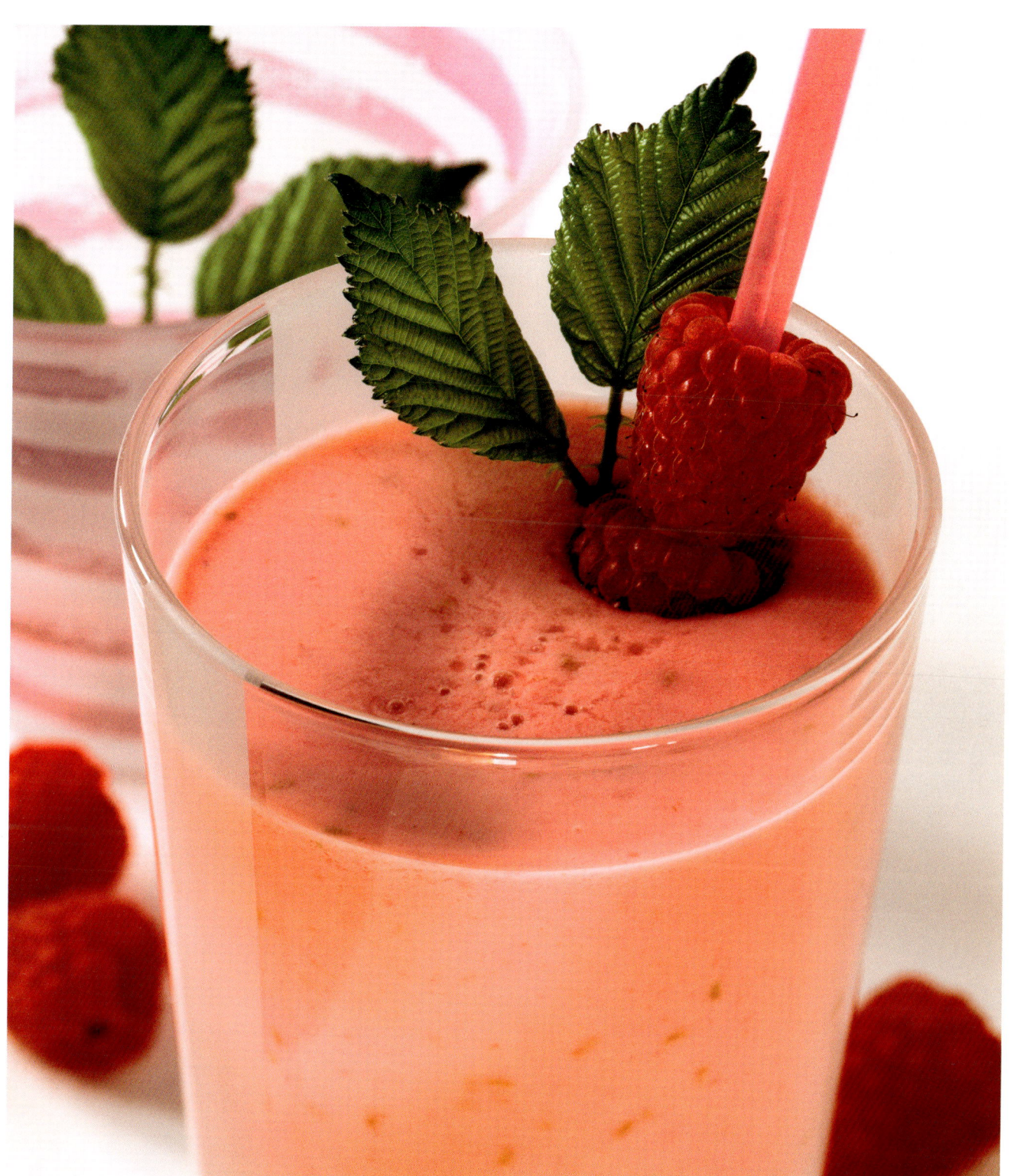

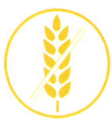

xlim Smoothies
Erdbeer-Shake

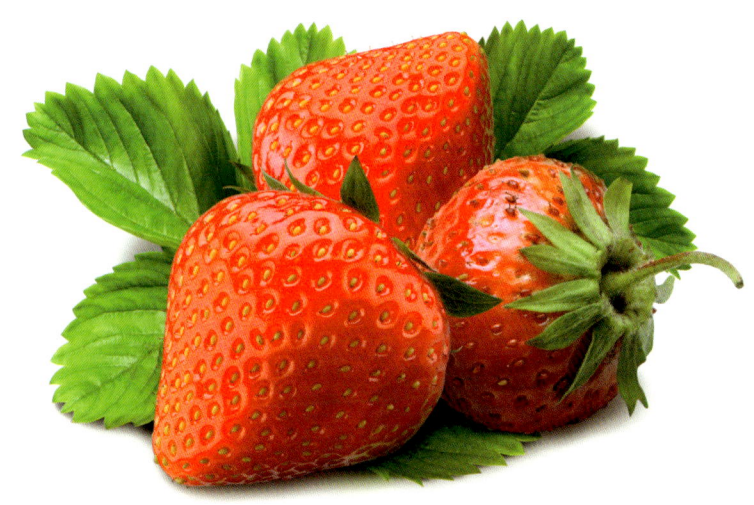

Für 1 Person

Zutaten:

75 g Frischkäse, fettarm (10 % Fett i. Tr.)
50 g Erdbeeren
½ EL Limettensaft
100 ml Milch, fettarm (1,5 % Fett)
20 g xlim Aktiv Mahlzeit VANILLE

Zubereitung:
Alle Zutaten in ein hohes Gefäß geben und mit dem Pürierstab pürieren.

Durchschnittliche Nährwertangaben pro Portion:

kcal	kJ	Eiweiß	Fett	Kohlenhydrate	Ballaststoffe
203	853	20 g	5 g	15 g	3 g

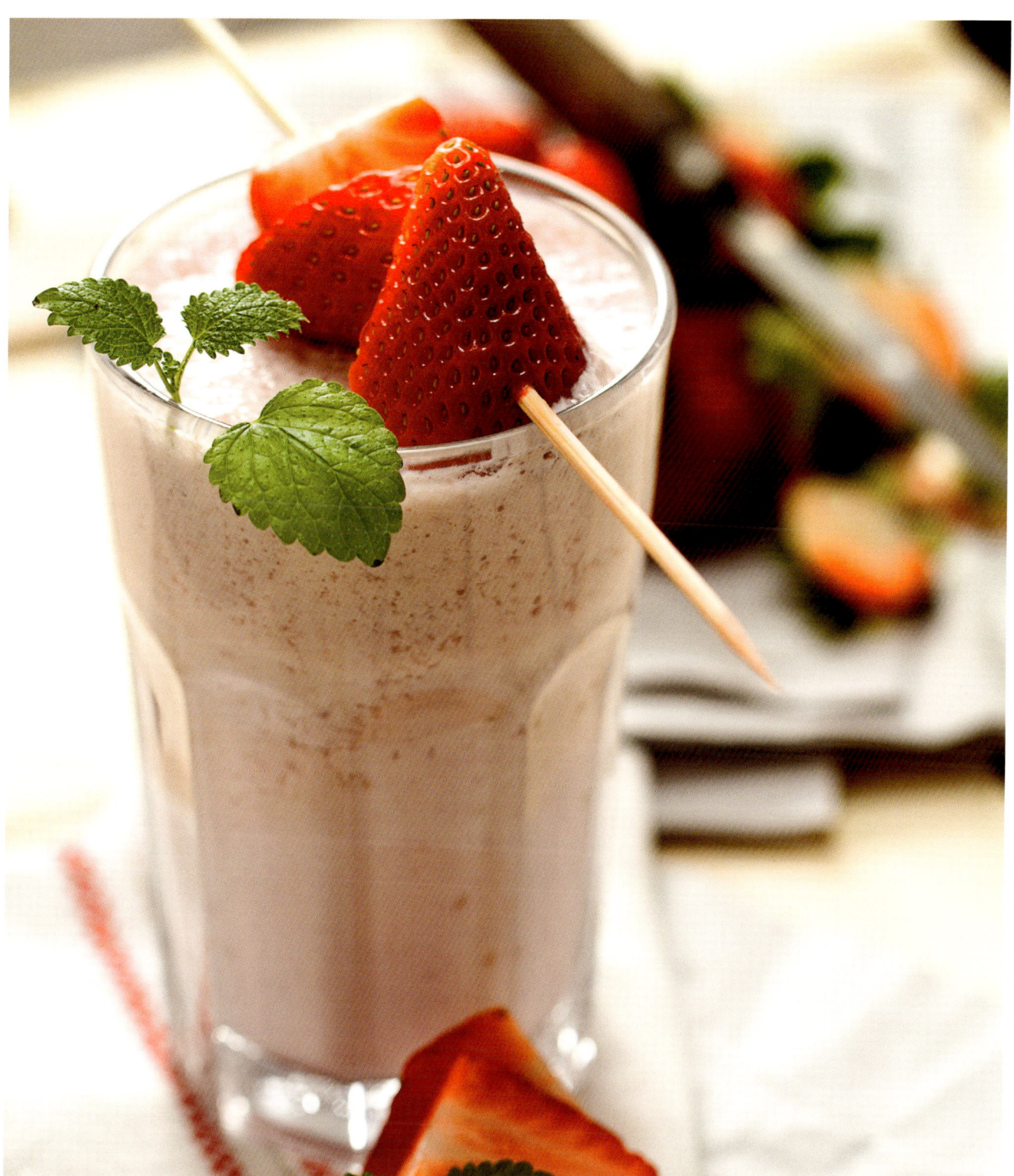

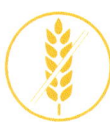

xlim Smoothies
Apfel-Zimt-Shake

Zimt ist ein Gewürz aus der getrockneten Rinde von Zimtbäumen. Der intensiv riechende Cassia-Zimt sollte aufgrund des hohen Gehalts an dem Aromastoff Cumarin nur in Maßen gegessen werden. Der feinere und kostspieligere Ceylon-Zimt enthält erheblich weniger von diesem Aromastoff. Eine mögliche blutzuckersenkende Wirkung wird wissenschaftlich noch diskutiert.

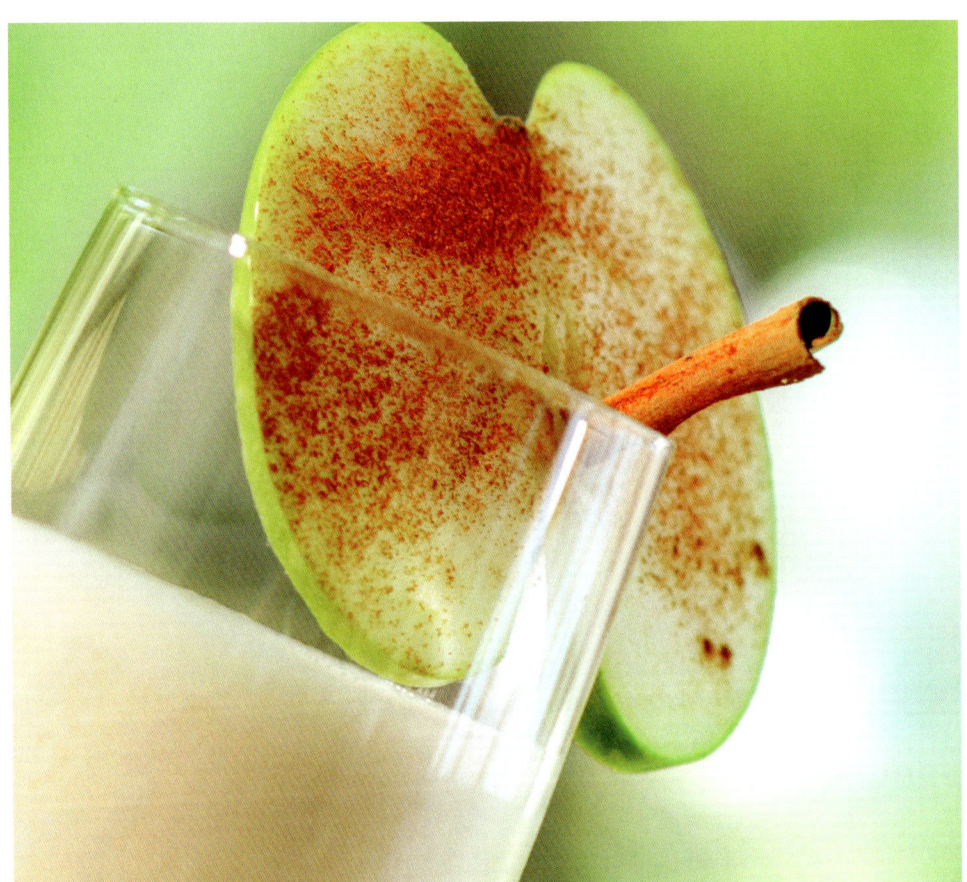

Für 1 Person

Zutaten:
125 g Apfel
25 g Magerquark (10 % Fett i. Tr.)
225 ml Milch, fettarm (1,5 % Fett)
20 g xlim Aktiv Mahlzeit VANILLE
1 TL Zimt

Zubereitung:
Alle Zutaten in ein hohes Gefäß geben und mit dem Pürierstab pürieren.

Durchschnittliche Nährwertangaben pro Portion:

kcal	kJ	Eiweiß	Fett	Kohlenhydrate	Ballaststoffe
268	1121	17 g	8 g	30 g	5 g

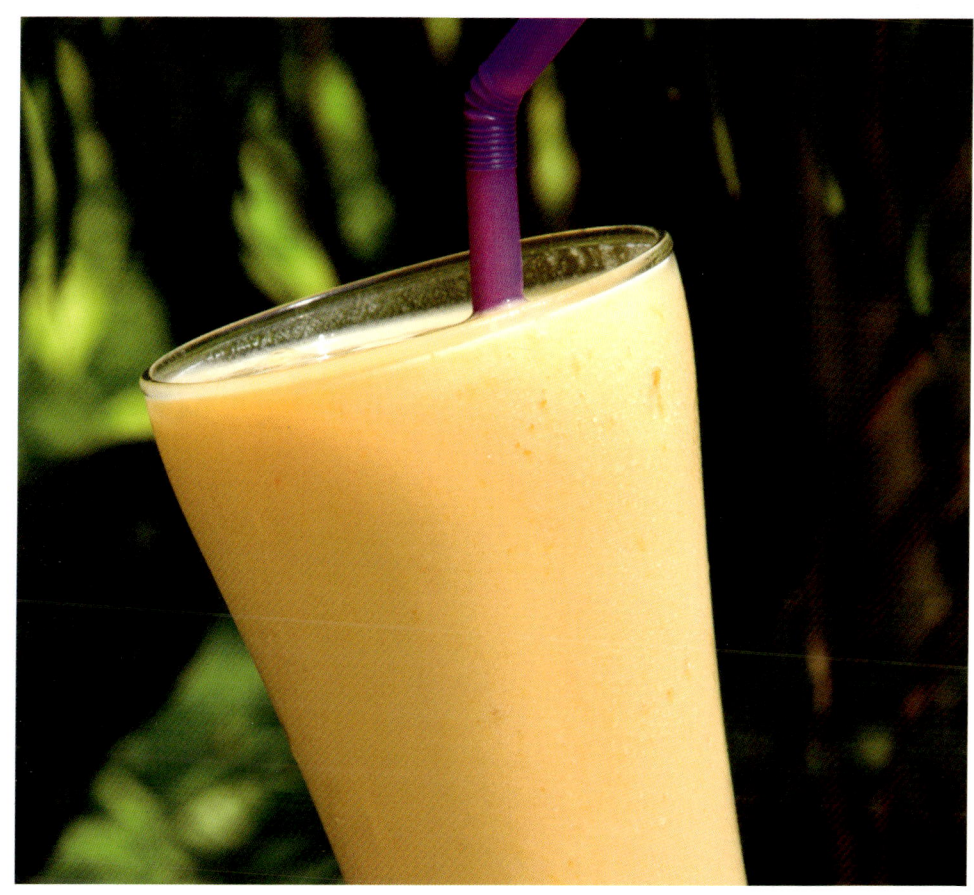

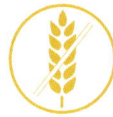

xlim Smoothies
Kokos-Mango-Shake

Kokosmilch wird aus frischem geraspelten Endosperm (Nährgewebe) hergestellt. Sie wird vor allem in der asiatischen Küche verwendet und verleiht Speisen eine cremige Note.

Zubereitung:
Alle Zutaten in ein hohes Gefäß geben und mit dem Pürierstab pürieren.

Für 1 Person

Zutaten:
150 ml Milch, fettarm (1,5 % Fett)
30 ml Kokosmilch, fettreduziert (13 % Fett)
50 g Magerquark (10 % Fett i. Tr.)
100 g Mango
20 g xlim Aktiv Mahlzeit VANILLE

Durchschnittliche Nährwertangaben pro Portion:

kcal	kJ	Eiweiß	Fett	Kohlenhydrate	Ballaststoffe
283	1181	19 g	10 g	27 g	4 g

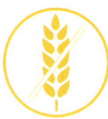

xlim Smoothies
Kaki-Buttermilch-Shake

Die **Kaki** ist eine tomatenähnliche, orange Frucht, die sich insbesondere durch ihren hohen Gehalt an ß-Carotin auszeichnet. Eine kernlose Variante ist die aus Israel stammende Züchtung **Sharonfrucht.**

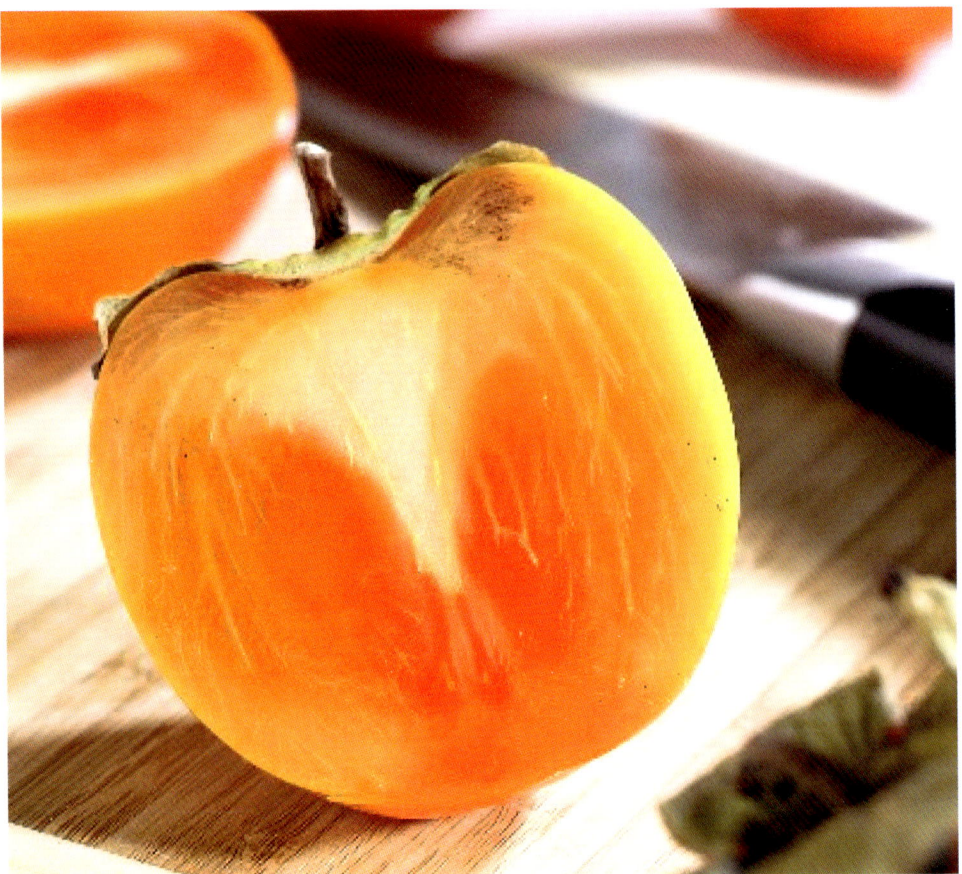

Für 1 Person

Zutaten:
80 g Kaki
100 ml Buttermilch
150 ml Milch, fettarm (1,5 % Fett)
20 g xlim Aktiv Mahlzeit VANILLE

Zubereitung:
Alle Zutaten in ein hohes Gefäß geben und mit dem Pürierstab pürieren.

Durchschnittliche Nährwertangaben pro Portion:

kcal	kJ	Eiweiß	Fett	Kohlenhydrate	Ballaststoffe
237	992	17 g	6 g	29 g	4 g

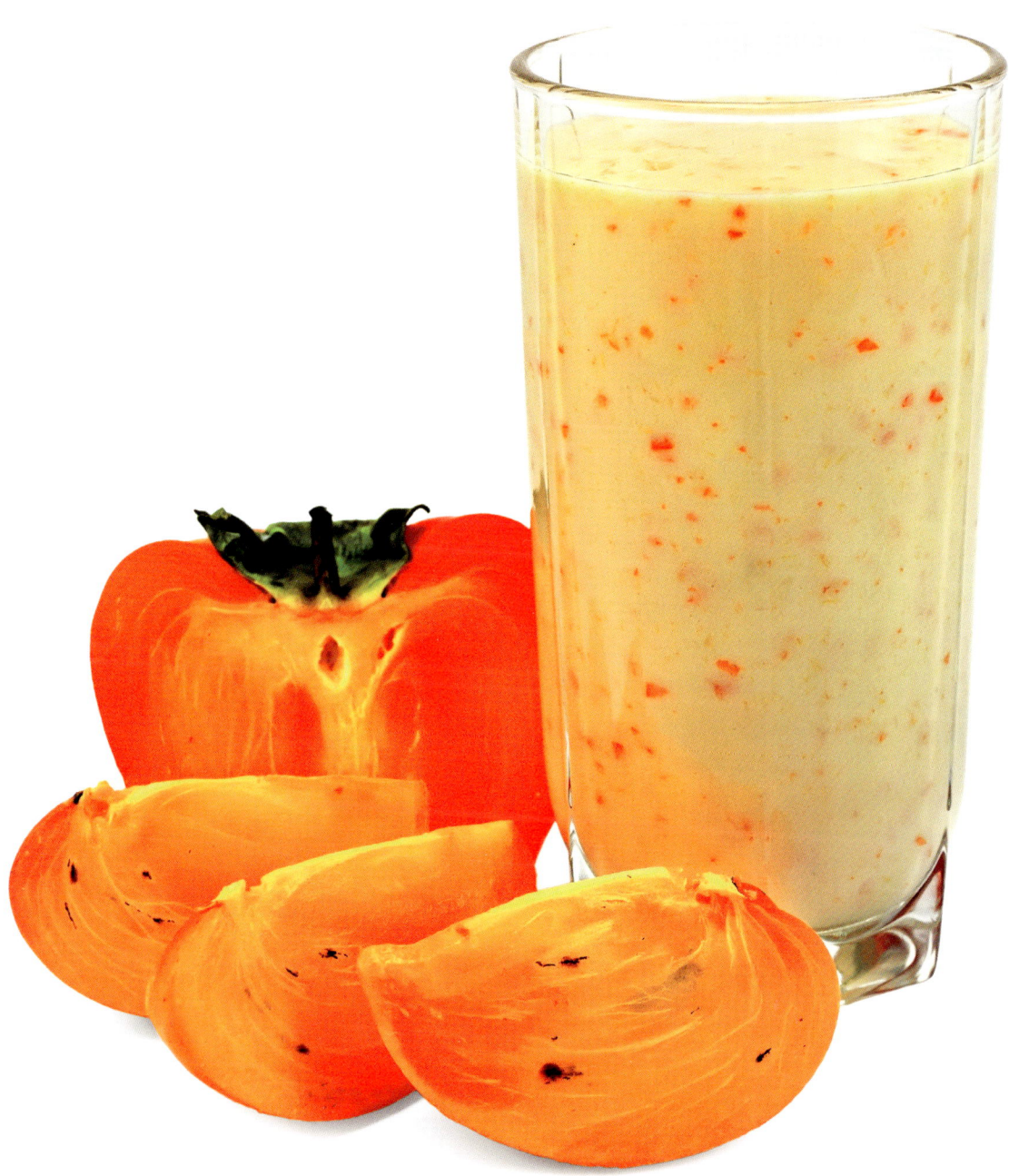

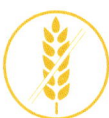

xlim Smoothies
Melonen-Joghurt-Shake

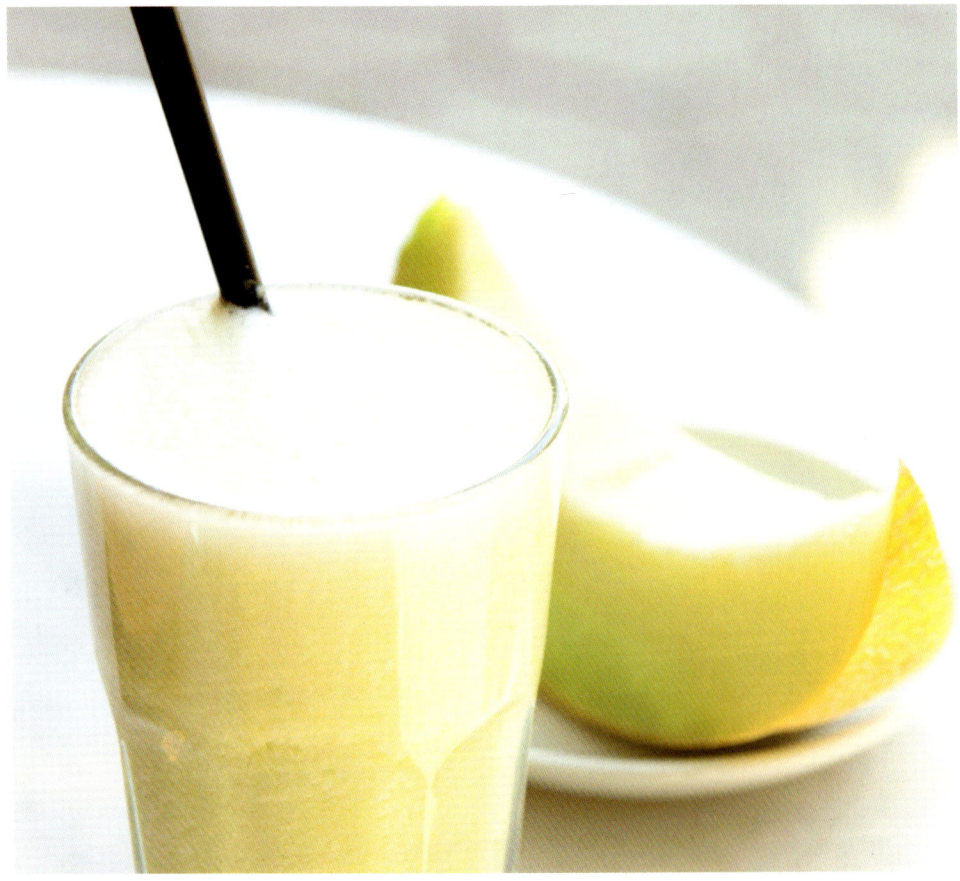

Für 1 Person

Zutaten:

50 ml Naturjoghurt, fettarm (1,5 % Fett)
50 ml Milch, fettarm (1,5 % Fett)
30 g Magerquark (10 % Fett i. Tr.)
200 g Honigmelone
20 g xlim Aktiv Mahlzeit VANILLE

Zubereitung:

Alle Zutaten in ein hohes Gefäß geben und mit dem Pürierstab pürieren.

Durchschnittliche Nährwertangaben pro Portion:

kcal	kJ	Eiweiß	Fett	Kohlenhydrate	Ballaststoffe
253	1058	16 g	4 g	35 g	4 g

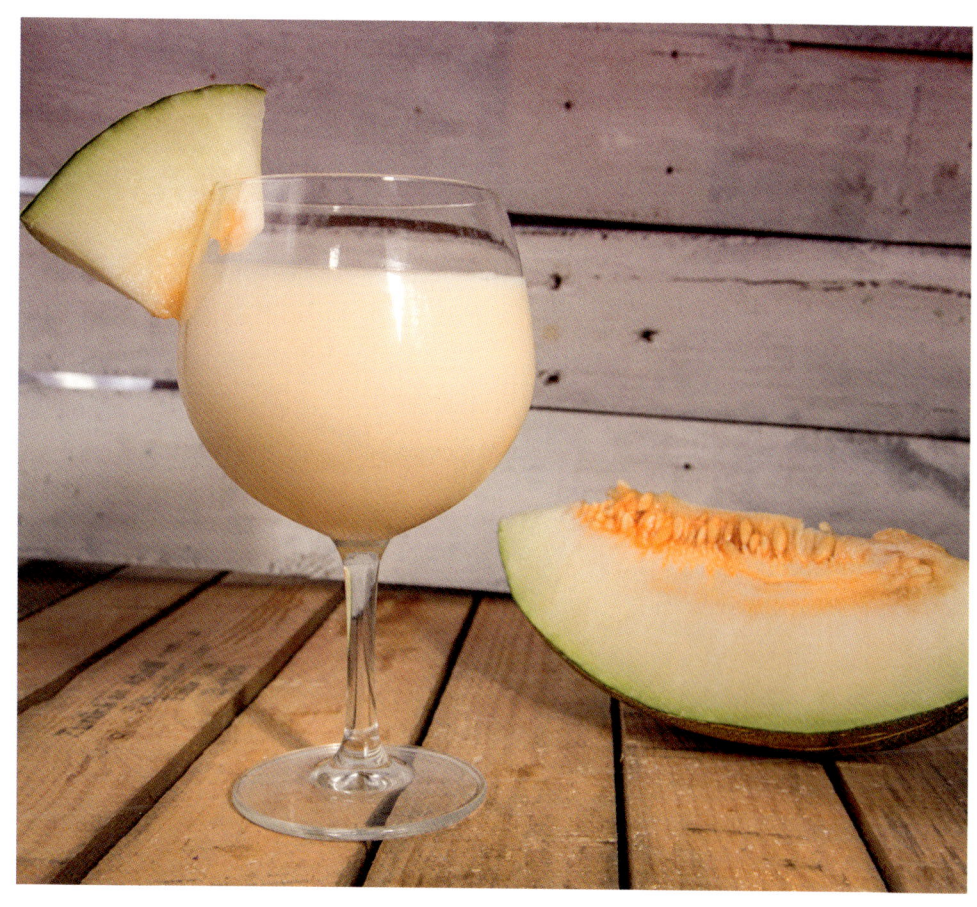

xlim Smoothies
Apfel-Melonen-Orangen-Shake

Zubereitung:

Alle Zutaten in ein hohes Gefäß geben und mit dem Pürierstab pürieren.

Für 1 Person

Zutaten:
100 g Melone
(z. B. Futuro- oder Honigmelone)
100 g Apfel
50 g Magerquark (10 % Fett i. Tr.)
25 g Frischkäse (10 % Fett i. Tr.)
110 ml Orangensaft, frisch gepresst
100 ml Wasser
½ TL Weizenkleie
20 g xlim Aktiv Mahlzeit VANILLE

Durchschnittliche Nährwertangaben pro Portion:

kcal	kJ	Eiweiß	Fett	Kohlenhydrate	Ballaststoffe
293	1226	19 g	5 g	40 g	8 g

xlim Smoothies

Orangen-Joghurt-Shake

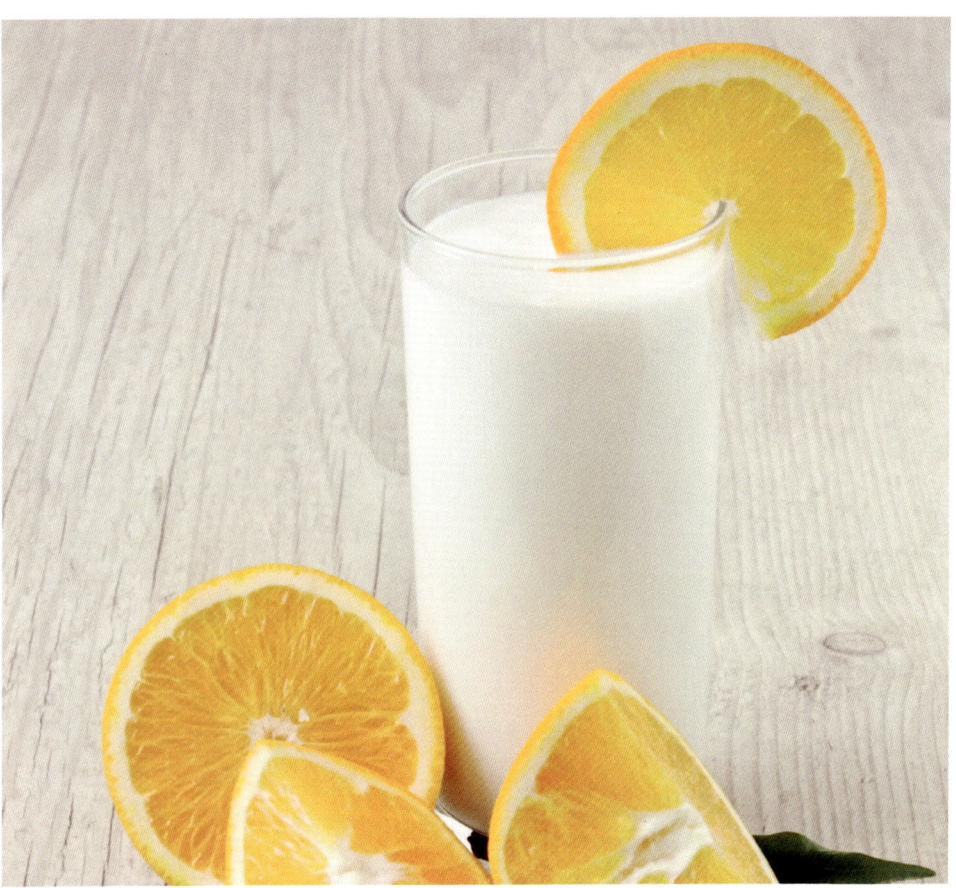

Für 1 Person

Zutaten:

100 ml Orangensaft, frisch gepresst
100 g Naturjoghurt, fettarm (1,5 % Fett)
1 EL (ca. 15 g) Haferflocken
20 g xlim Aktiv Mahlzeit VANILLE

Zubereitung:

Alle Zutaten in ein hohes Gefäß geben und mit dem Pürierstab pürieren.

Durchschnittliche Nährwertangaben pro Portion:

kcal	kJ	Eiweiß	Fett	Kohlenhydrate	Ballaststoffe
220	925	13 g	5 g	27 g	4 g

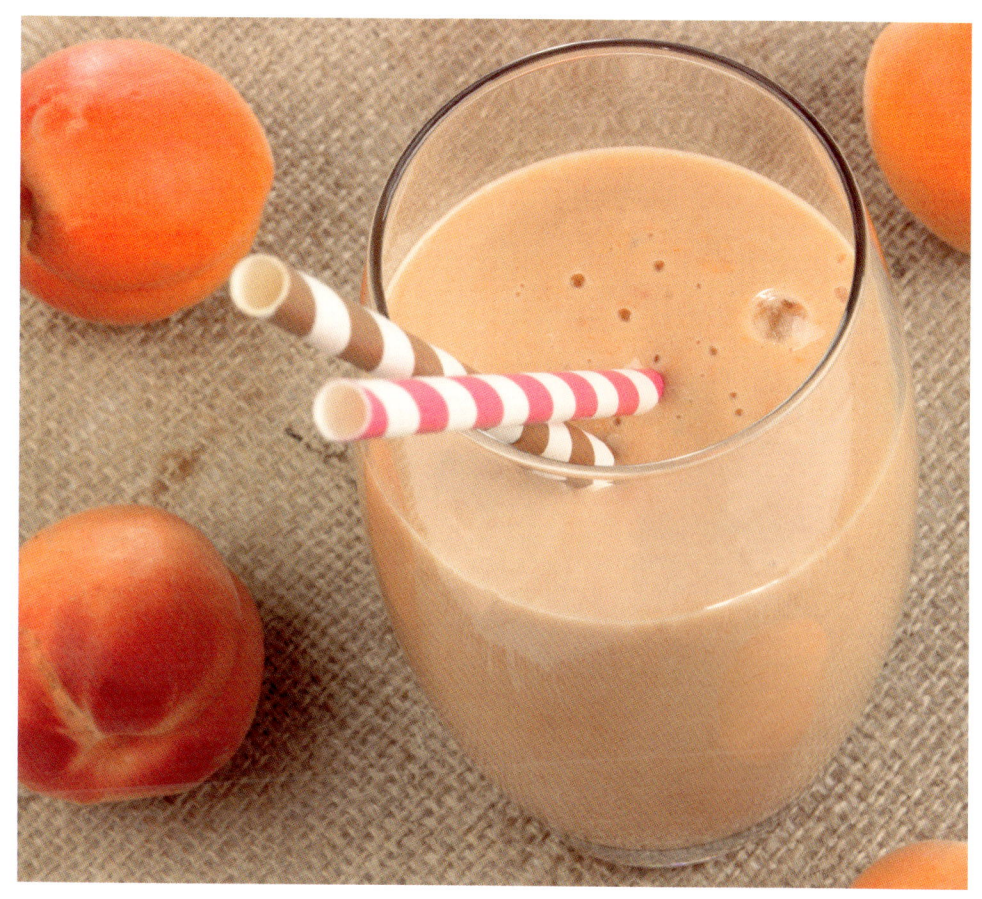

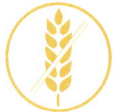

xlim Smoothies
Aprikosen-Shake

Zubereitung:

Alle Zutaten in ein hohes Gefäß geben und mit dem Pürierstab pürieren.

Für 1 Person

Zutaten:
125 g Aprikosen
250 ml Buttermilch
20 g xlim Aktiv Mahlzeit VANILLE

Durchschnittliche Nährwertangaben pro Portion:

kcal	kJ	Eiweiß	Fett	Kohlenhydrate	Ballaststoffe
218	914	18 g	5 g	25 g	4 g

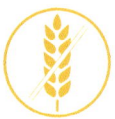

xlim Smoothies
Apfel-Birnen-Shake

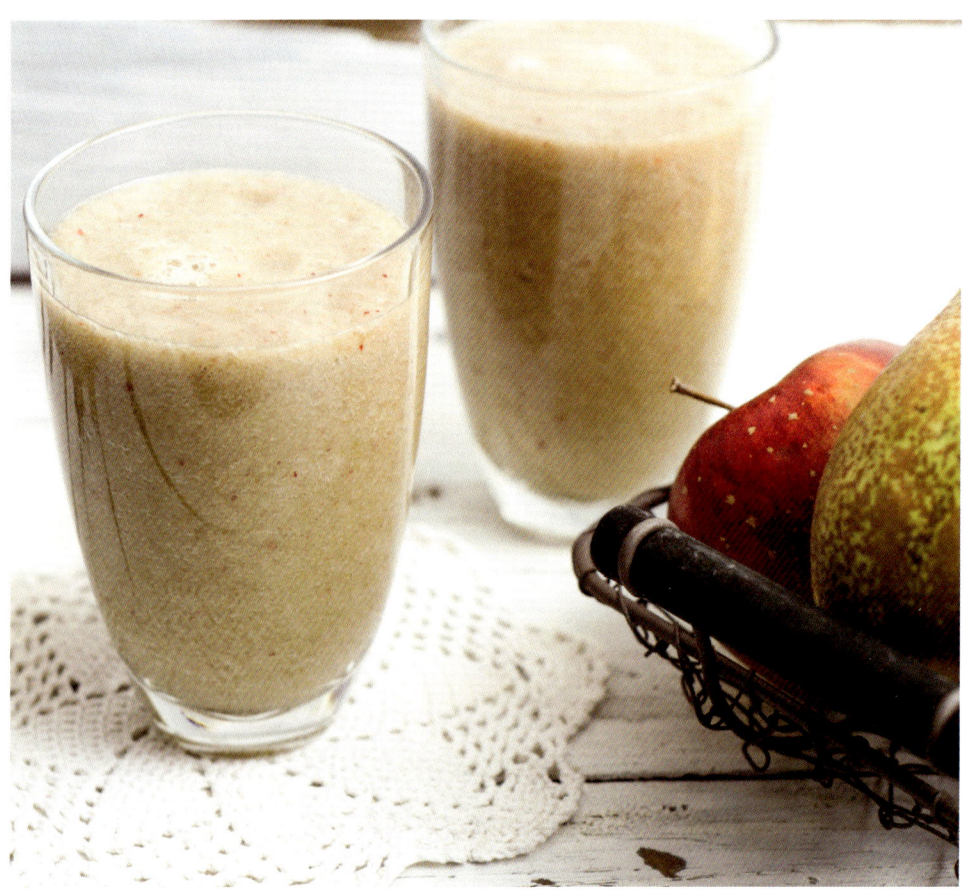

Für 1 Person

Zutaten:

150 g Naturjoghurt, fettarm (1,5 % Fett)
35 g Magerquark (10 % Fett i. Tr.)
50 g Apfel
100 g Birne
50 ml Apfel-Birnen-Saft
20 g xlim Aktiv Mahlzeit VANILLE

Zubereitung:

Alle Zutaten in ein hohes Gefäß geben und mit dem Pürierstab pürieren.

Durchschnittliche Nährwertangaben pro Portion:

kcal	kJ	Eiweiß	Fett	Kohlenhydrate	Ballaststoffe
278	1164	17 g	6 g	35 g	7 g

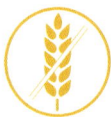

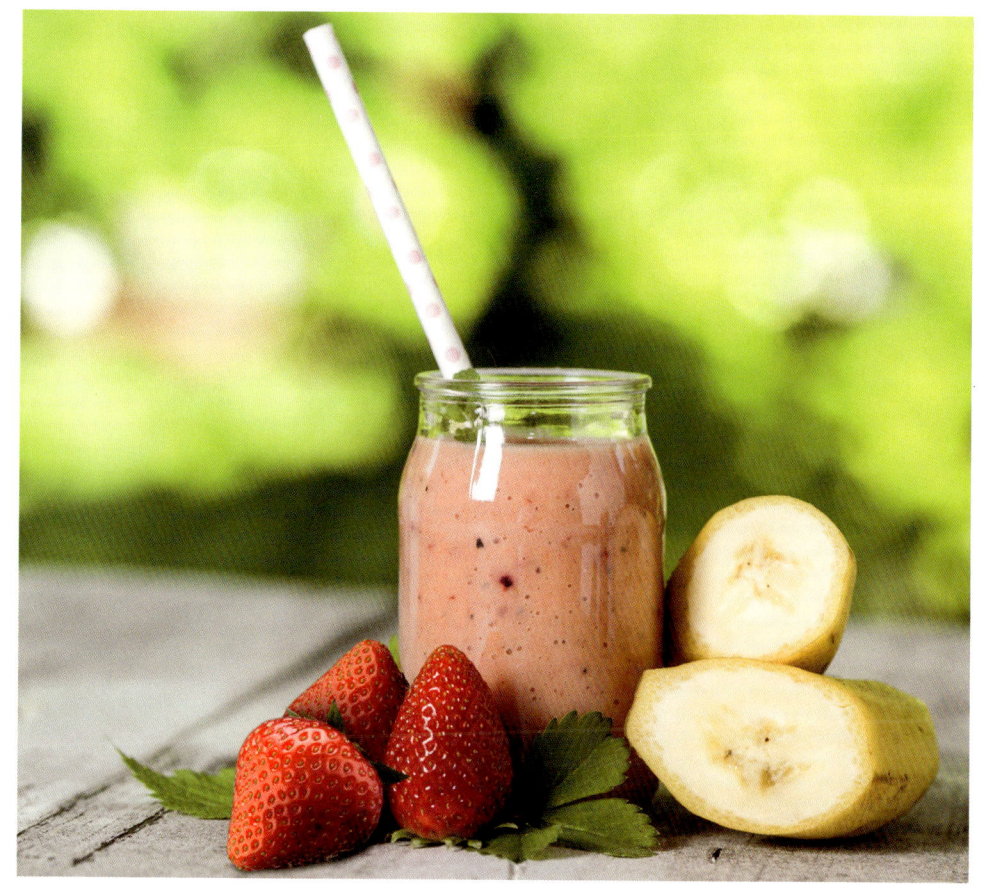

xlim Smoothies
Erdbeer-Bananen-Shake

Zubereitung:

Alle Zutaten in ein hohes Gefäß geben und mit dem Pürierstab pürieren.

Für 1 Person

Zutaten:
60 ml Orangensaft, frisch gepresst
75 g Magerquark (10 % Fett i. Tr.)
120 g Banane
100 g Erdbeeren
20 g xlim Aktiv Mahlzeit VANILLE

Durchschnittliche Nährwertangaben pro Portion:

kcal	kJ	Eiweiß	Fett	Kohlenhydrate	Ballaststoffe
298	1243	19 g	4 g	43 g	6 g

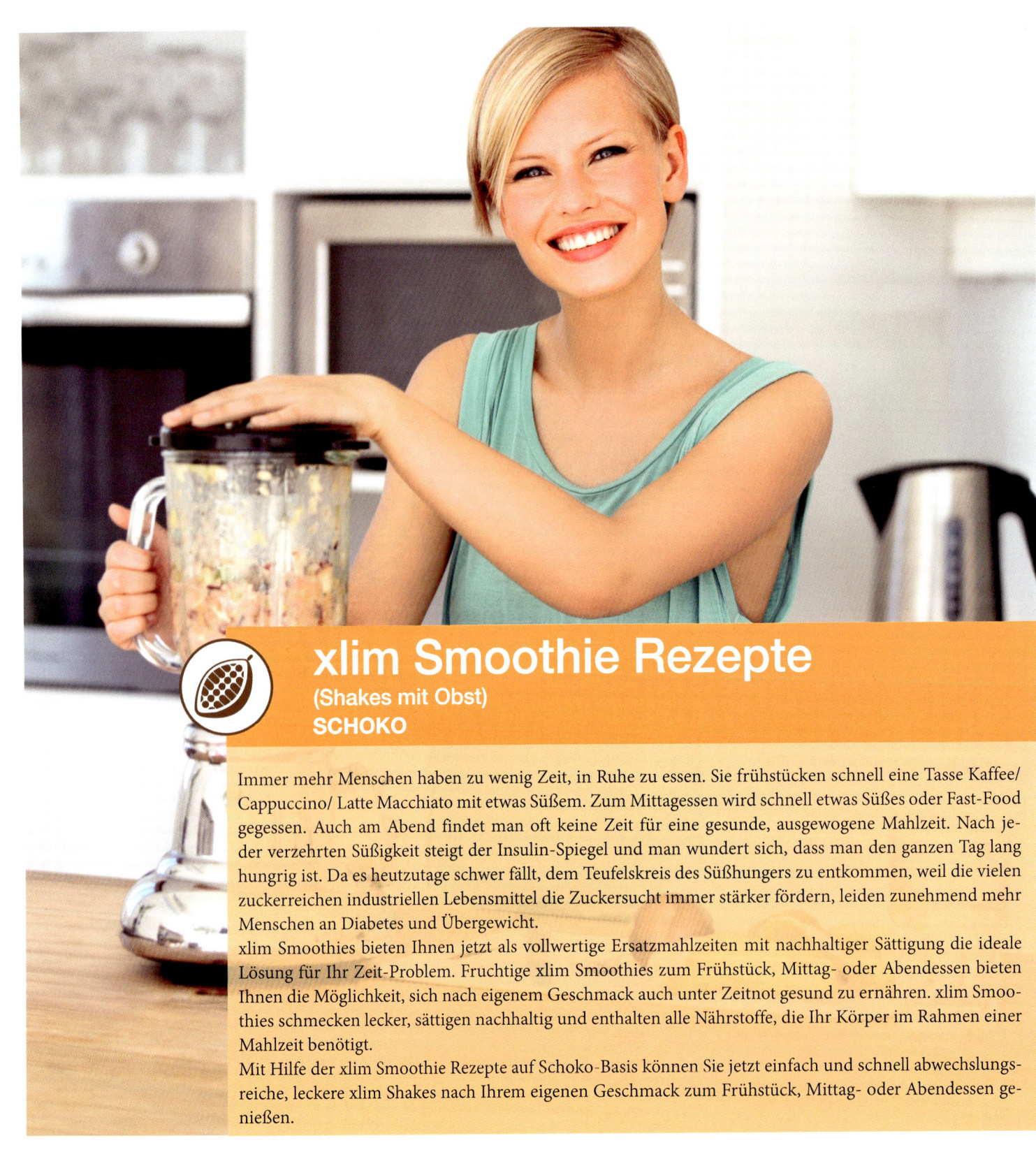

xlim Smoothie Rezepte
(Shakes mit Obst)
SCHOKO

Immer mehr Menschen haben zu wenig Zeit, in Ruhe zu essen. Sie frühstücken schnell eine Tasse Kaffee/ Cappuccino/ Latte Macchiato mit etwas Süßem. Zum Mittagessen wird schnell etwas Süßes oder Fast-Food gegessen. Auch am Abend findet man oft keine Zeit für eine gesunde, ausgewogene Mahlzeit. Nach jeder verzehrten Süßigkeit steigt der Insulin-Spiegel und man wundert sich, dass man den ganzen Tag lang hungrig ist. Da es heutzutage schwer fällt, dem Teufelskreis des Süßhungers zu entkommen, weil die vielen zuckerreichen industriellen Lebensmittel die Zuckersucht immer stärker fördern, leiden zunehmend mehr Menschen an Diabetes und Übergewicht.

xlim Smoothies bieten Ihnen jetzt als vollwertige Ersatzmahlzeiten mit nachhaltiger Sättigung die ideale Lösung für Ihr Zeit-Problem. Fruchtige xlim Smoothies zum Frühstück, Mittag- oder Abendessen bieten Ihnen die Möglichkeit, sich nach eigenem Geschmack auch unter Zeitnot gesund zu ernähren. xlim Smoothies schmecken lecker, sättigen nachhaltig und enthalten alle Nährstoffe, die Ihr Körper im Rahmen einer Mahlzeit benötigt.

Mit Hilfe der xlim Smoothie Rezepte auf Schoko-Basis können Sie jetzt einfach und schnell abwechslungsreiche, leckere xlim Shakes nach Ihrem eigenen Geschmack zum Frühstück, Mittag- oder Abendessen genießen.

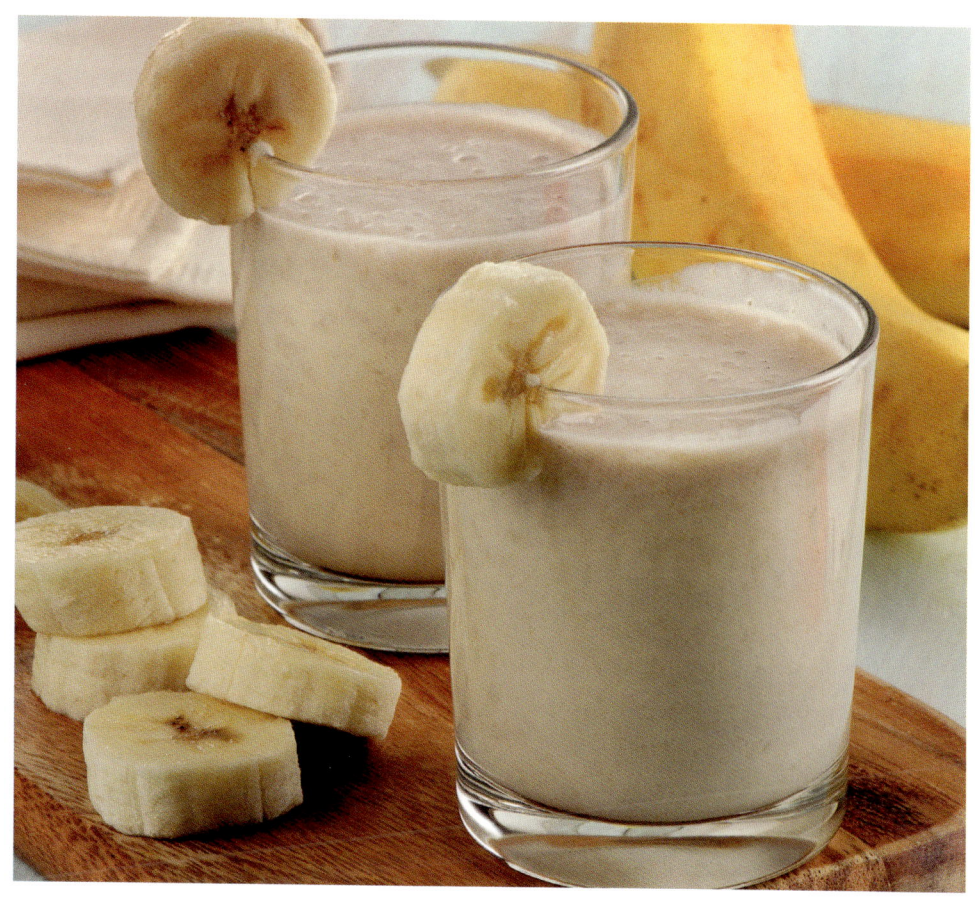

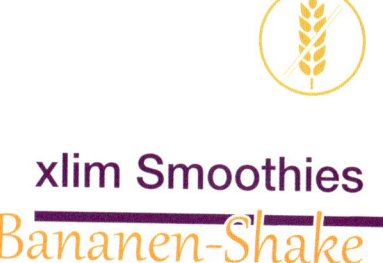

xlim Smoothies
Bananen-Shake

Zubereitung:
Alle Zutaten in ein hohes Gefäß geben und mit dem Pürierstab pürieren.

Für 1 Person

Zutaten:
140 g Banane
90 g Magerquark (10 % Fett i. Tr.)
200 ml kaltes Wasser
20 g xlim Aktiv Mahlzeit SCHOKO

Durchschnittliche Nährwertangaben pro Portion:

kcal	kJ	Eiweiß	Fett	Kohlenhydrate	Ballaststoffe
260	1086	20 g	3 g	36 g	5 g

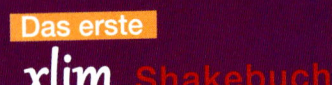

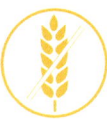

xlim Smoothies
KiBa-Shake

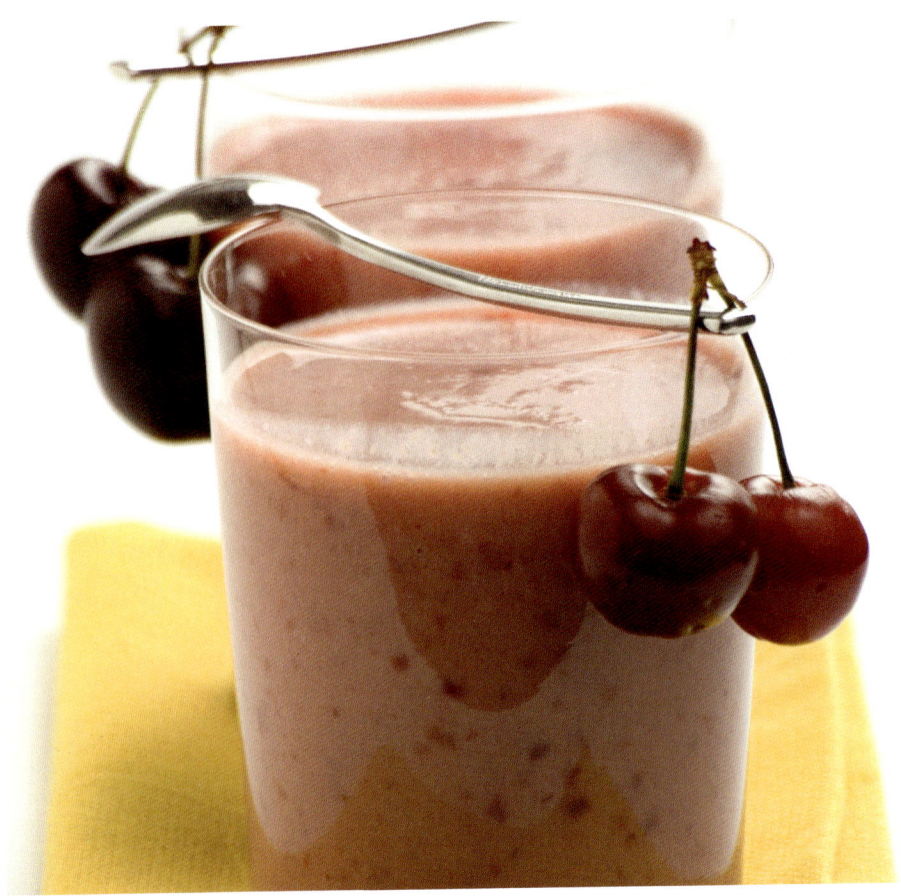

Für 1 Person

Zutaten:
150 ml Milch, fettarm (1,5 % Fett)
25 g Magerquark (10 % Fett i. Tr.)
50 ml Kirschsaft
60 g Banane
20 g xlim Aktiv Mahlzeit SCHOKO

Zubereitung:
Alle Zutaten in ein hohes Gefäß geben und mit dem Pürierstab pürieren.

Durchschnittliche Nährwertangaben pro Portion:

kcal	kJ	Eiweiß	Fett	Kohlenhydrate	Ballaststoffe
249	1043	16 g	5 g	33 g	3 g

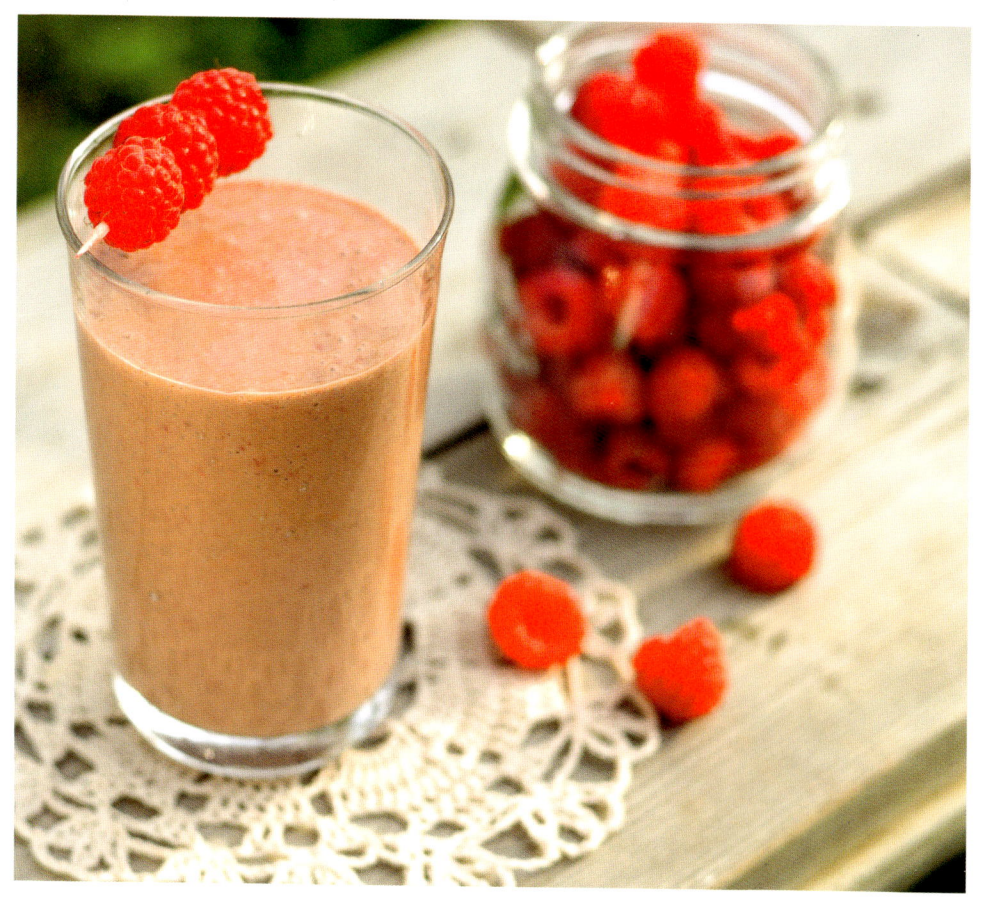

xlim Smoothies
Himbeer-Joghurt-Shake

Dinkel ist eine Getreideart, die mehr Mineral-stoffe, Spurenelemente und Eiweiß liefert als Weizen.

Zubereitung:

Alle Zutaten in ein hohes Gefäß geben und mit dem Pürierstab pürieren.

Für 1 Person

Zutaten:
50 g Himbeeren
100 ml Bananensaft
150 ml Trinkjoghurt (0,1 % Fett)
10 g Dinkelflocken
20 g xlim Aktiv Mahlzeit SCHOKO

Durchschnittliche Nährwertangaben pro Portion:

kcal	kJ	Eiweiß	Fett	Kohlenhydrate	Ballaststoffe
222	938	14 g	3 g	33 g	5 g

xlim Smoothies

Orangen-
Lebkuchen-Shake

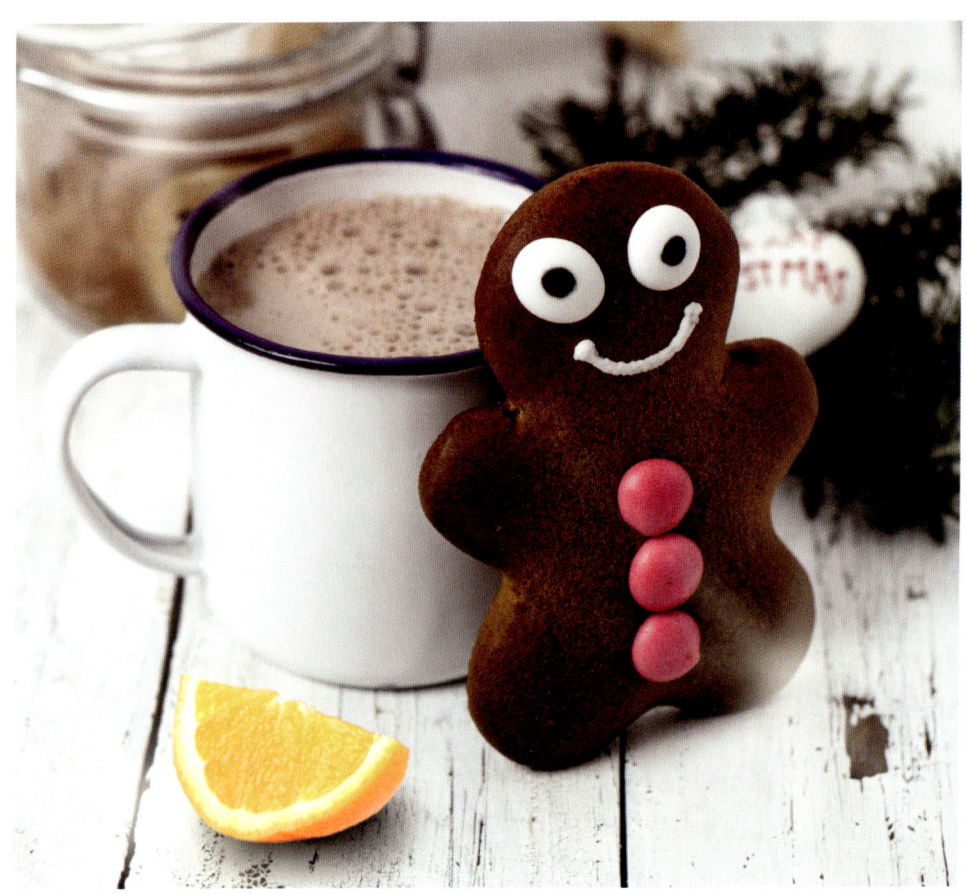

Für 1 Person

Zutaten:
100 ml Orangensaft, frisch gepresst
180 ml Milch, fettarm (1,5 % Fett)
½ - 1 TL Lebkuchengewürz
20 g xlim Aktiv Mahlzeit SCHOKO

Zubereitung:
Alle Zutaten in den xlim Shaker geben und gut miteinander vermengen.

Durchschnittliche Nährwertangaben pro Portion:

kcal	kJ	Eiweiß	Fett	Kohlenhydrate	Ballaststoffe
202	844	14 g	5 g	23 g	2 g

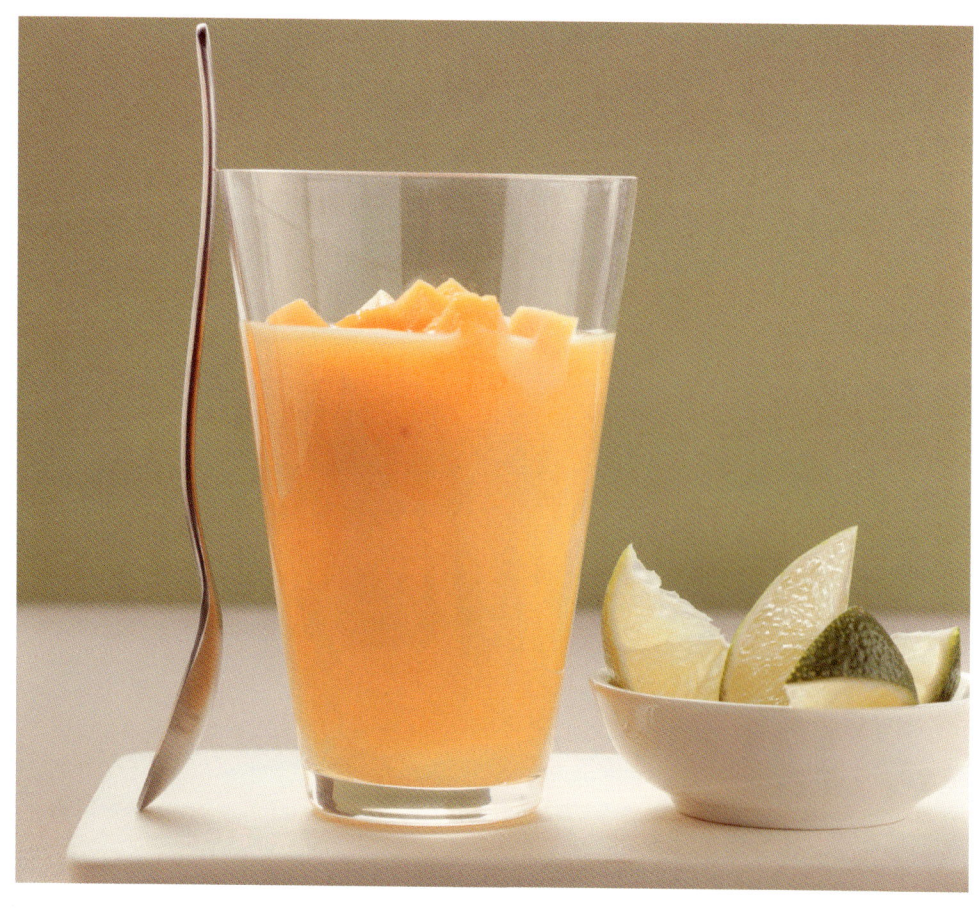

xlim Smoothies
Ananas-Mango-Shake

Zubereitung:

Alle Zutaten in ein hohes Gefäß geben und mit dem Pürierstab pürieren.

Nach Belieben mit etwas Limettensaft abschmecken.

Für 1 Person

Zutaten:
90 g Ananassaft
100 ml Milch, fettarm (1,5 % Fett)
50 g Magerquark (10 % Fett i. Tr.)
100 ml Mangosaft
½ TL Weizenkleie
20 g xlim Aktiv Mahlzeit SCHOKO
etwas Limettensaft, frisch gepresst

Durchschnittliche Nährwertangaben pro Portion:

kcal	kJ	Eiweiß	Fett	Kohlenhydrate	Ballaststoffe
269	1128	17 g	5 g	37 g	3 g

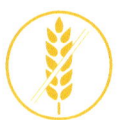

xlim Smoothies

Pflaumen-Zimt-Shake

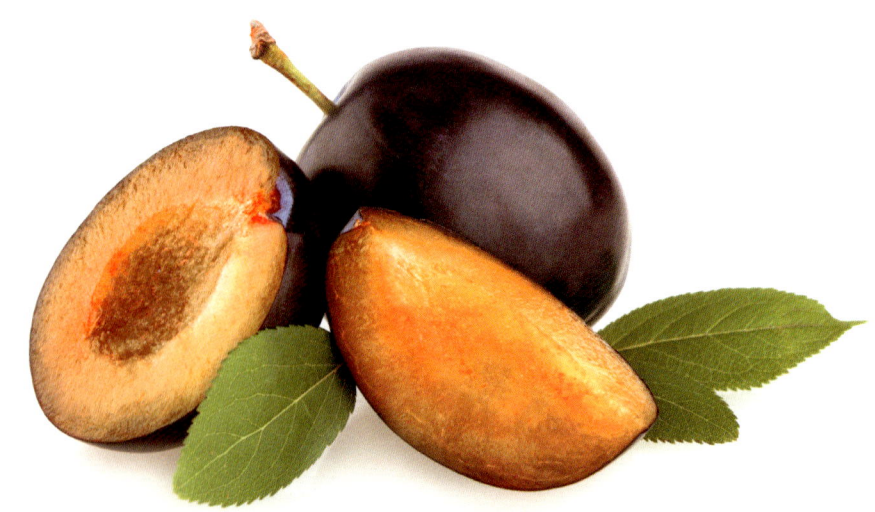

Für 1 Person

Zutaten:
175 g Pflaumen, entsteint
150 g Naturjoghurt, fettarm (1,5 % Fett)
100 ml Milch, fettarm (1,5 % Fett)
¼ TL Zimt
20 g xlim Aktiv Mahlzeit SCHOKO

Zubereitung:
Alle Zutaten in ein hohes Gefäß geben und mit dem Pürierstab pürieren.

Durchschnittliche Nährwertangaben pro Portion:

kcal	kJ	Eiweiß	Fett	Kohlenhydrate	Ballaststoffe
277	1159	17 g	6 g	35 g	5 g

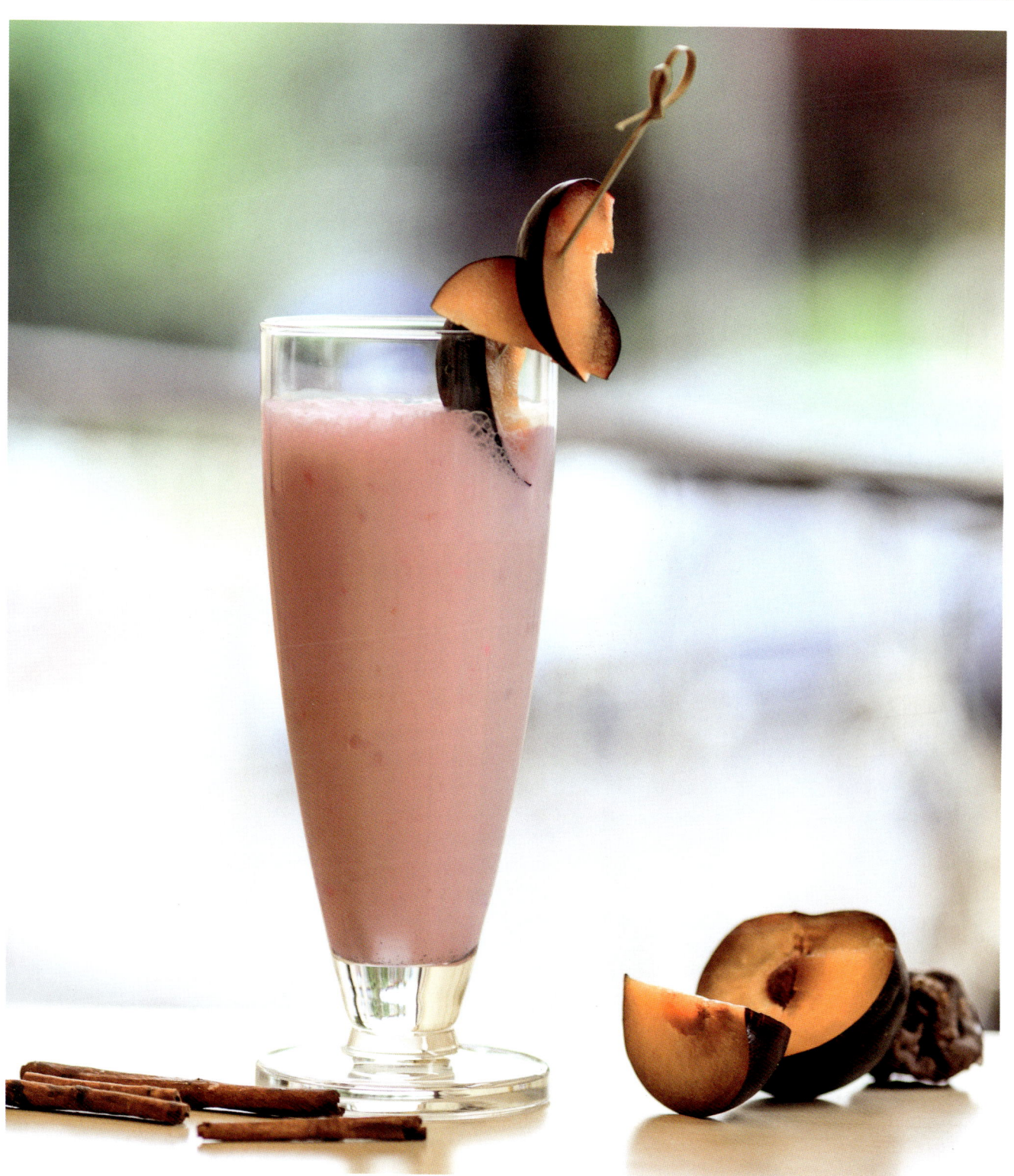

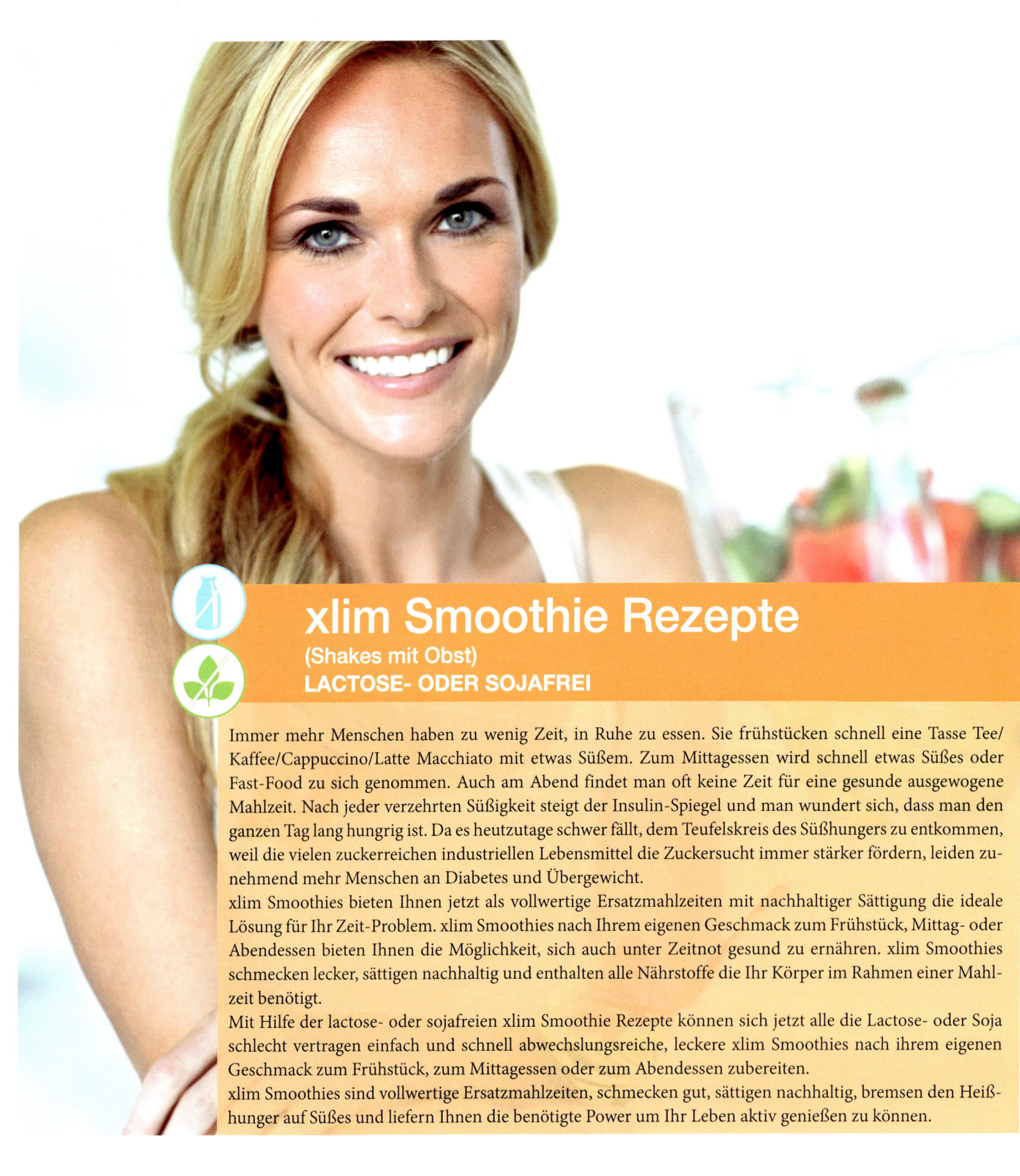

xlim Smoothie Rezepte

(Shakes mit Obst)
LACTOSE- ODER SOJAFREI

Immer mehr Menschen haben zu wenig Zeit, in Ruhe zu essen. Sie frühstücken schnell eine Tasse Tee/Kaffee/Cappuccino/Latte Macchiato mit etwas Süßem. Zum Mittagessen wird schnell etwas Süßes oder Fast-Food zu sich genommen. Auch am Abend findet man oft keine Zeit für eine gesunde ausgewogene Mahlzeit. Nach jeder verzehrten Süßigkeit steigt der Insulin-Spiegel und man wundert sich, dass man den ganzen Tag lang hungrig ist. Da es heutzutage schwer fällt, dem Teufelskreis des Süßhungers zu entkommen, weil die vielen zuckerreichen industriellen Lebensmittel die Zuckersucht immer stärker fördern, leiden zunehmend mehr Menschen an Diabetes und Übergewicht.

xlim Smoothies bieten Ihnen jetzt als vollwertige Ersatzmahlzeiten mit nachhaltiger Sättigung die ideale Lösung für Ihr Zeit-Problem. xlim Smoothies nach Ihrem eigenen Geschmack zum Frühstück, Mittag- oder Abendessen bieten Ihnen die Möglichkeit, sich auch unter Zeitnot gesund zu ernähren. xlim Smoothies schmecken lecker, sättigen nachhaltig und enthalten alle Nährstoffe die Ihr Körper im Rahmen einer Mahlzeit benötigt.

Mit Hilfe der lactose- oder sojafreien xlim Smoothie Rezepte können sich jetzt alle die Lactose- oder Soja schlecht vertragen einfach und schnell abwechslungsreiche, leckere xlim Smoothies nach ihrem eigenen Geschmack zum Frühstück, zum Mittagessen oder zum Abendessen zubereiten.

xlim Smoothies sind vollwertige Ersatzmahlzeiten, schmecken gut, sättigen nachhaltig, bremsen den Heißhunger auf Süßes und liefern Ihnen die benötigte Power um Ihr Leben aktiv genießen zu können.

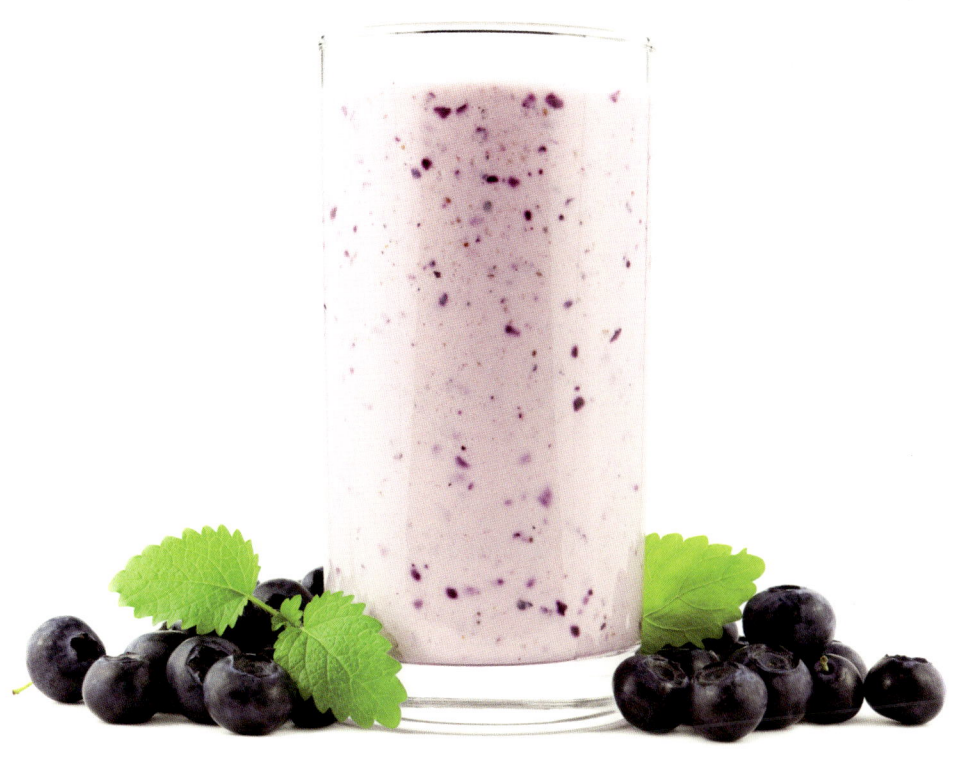

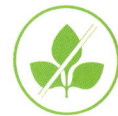

xlim Smoothies
Heidelbeer-Kefir-Shake

Kefir enthält neben Milchsäurebakterien spezielle Kefir-Hefekulturen. Durch die Milchsäurebakterien bekommt Kefir die angenehm milde Säure. Der prickelnde Geschmack ist zurückzuführen durch die aus den Hefekulturen entstehende Kohlensäure.

Zubereitung:

Alle Zutaten in ein hohes Gefäß geben und mit dem Pürierstab pürieren.

Für 1 Person

Zutaten:

50 g Heidelbeeren
1 TL (5 g) Haferflocken
½ TL Honig
200 ml Kefir, fettarm (1,5 % Fett)
20 g xlim Aktiv Mahlzeit SOJAFREI

Durchschnittliche Nährwertangaben pro Portion:

kcal	kJ	Eiweiß	Fett	Kohlenhydrate	Ballaststoffe
211	887	18 g	6 g	18 g	5 g

 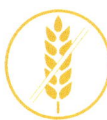

xlim Smoothies
Ananas-Himbeer-Shake

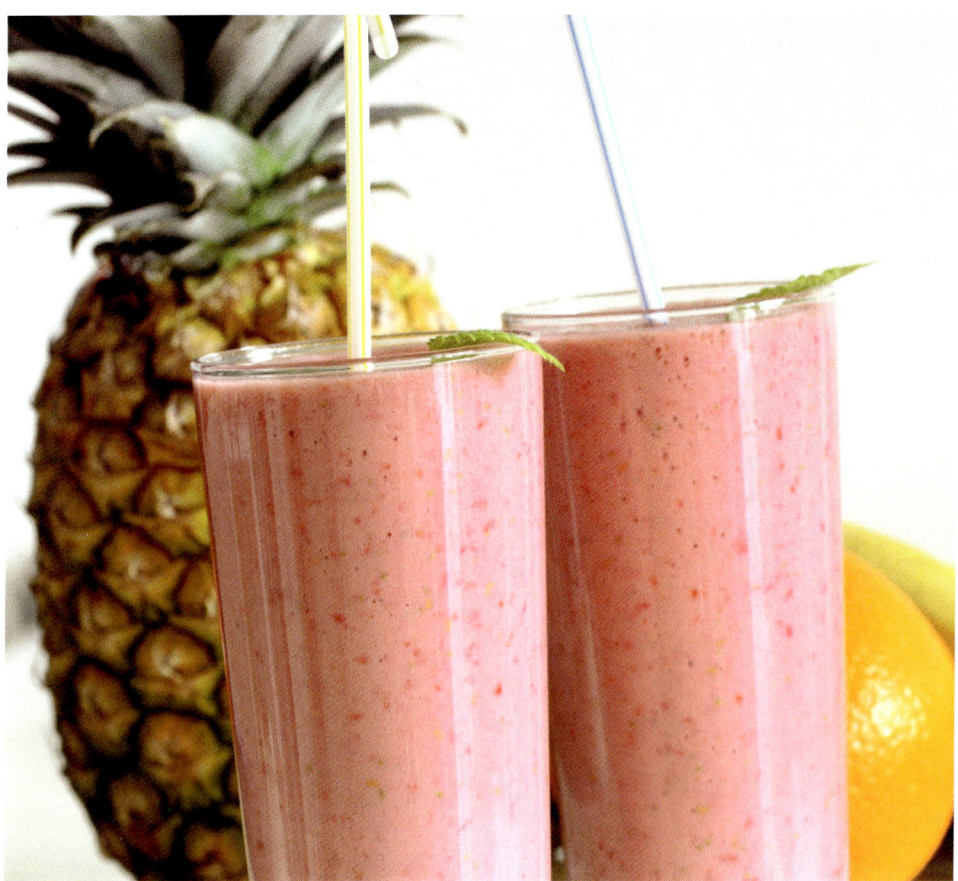

Die **Soja**bohne liefert hochwertiges Eiweiß und eine ausgewogene Auswahl an Fettsäuren, mit einem geringen Anteil an „schlechten" gesättigten und dafür vielen „guten" ungesättigten Fettsäuren.

Für 1 Person

Zutaten:
50 g Himbeeren
100 ml Soja-Drink
175 ml Ananassaft
1 Spritzer Zitronensaft, frisch gepresst
20 g xlim Aktiv Mahlzeit LACTOSEFREI

Zubereitung:
Alle Zutaten in ein hohes Gefäß geben und mit dem Pürierstab pürieren.

Durchschnittliche Nährwertangaben pro Portion:

kcal	kJ	Eiweiß	Fett	Kohlenhydrate	Ballaststoffe
201	840	14 g	3 g	27 g	5 g

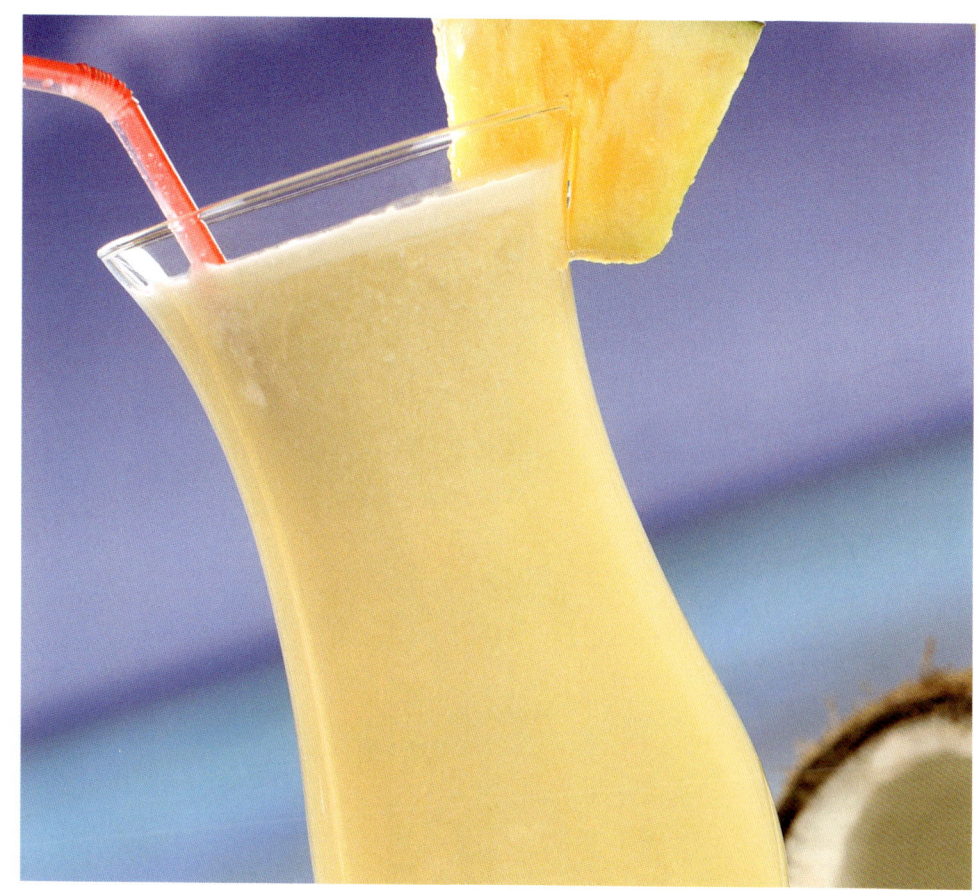

xlim Smoothies
Ananas-Kokos-Shake

Zubereitung:
Alle Zutaten in ein hohes Gefäß geben und mit dem Pürierstab pürieren.

Serviervorschlag:
Eine Handvoll crushed Eis in ein Glas geben und den Shake einfüllen.

Durchschnittliche Nährwertangaben pro Portion:

kcal	kJ	Eiweiß	Fett	Kohlenhydrate	Ballaststoffe
297	1243	19 g	9 g	31 g	4 g

Für 1 Person

Zutaten:
150 g Ananas (Dose), ungezuckert
40 ml Kokosmilch, fettreduziert (13 % Fett)
50 g Magerquark (10 % Fett i. Tr.), lactosefrei
100 ml Soja-Drink (1,2 % Fett)
20 g xlim Aktiv Mahlzeit LACTOSEFREI

1 Handvoll crushed Eis

Bei Verwendung von frischer Ananas kommt es nach kurzer Zeit durch die Enzyme der Ananas in Verbindung mit Milchprodukten zu einem bitteren Geschmack.

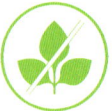 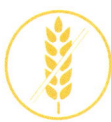

xlim Smoothies
Trauben-Joghurt-Shake

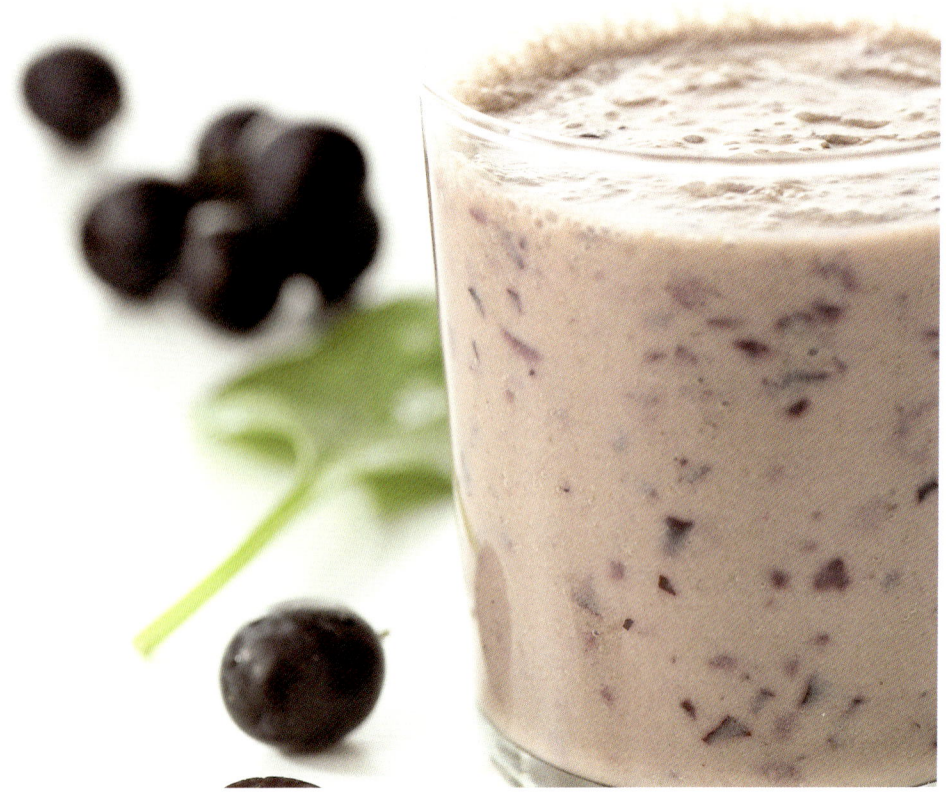

Für 1 Person

Zutaten:
100 ml Milch, fettarm (1,5 % Fett)
50 g Naturjoghurt, fettarm (1,5 % Fett)
100 g rote Weintrauben
20 g xlim Aktiv Mahlzeit SOJAFREI

Zubereitung:
Alle Zutaten in ein hohes Gefäß geben und mit dem Pürierstab pürieren.

Durchschnittliche Nährwertangaben pro Portion:

kcal	kJ	Eiweiß	Fett	Kohlenhydrate	Ballaststoffe
217	906	16 g	5 g	24 g	4 g

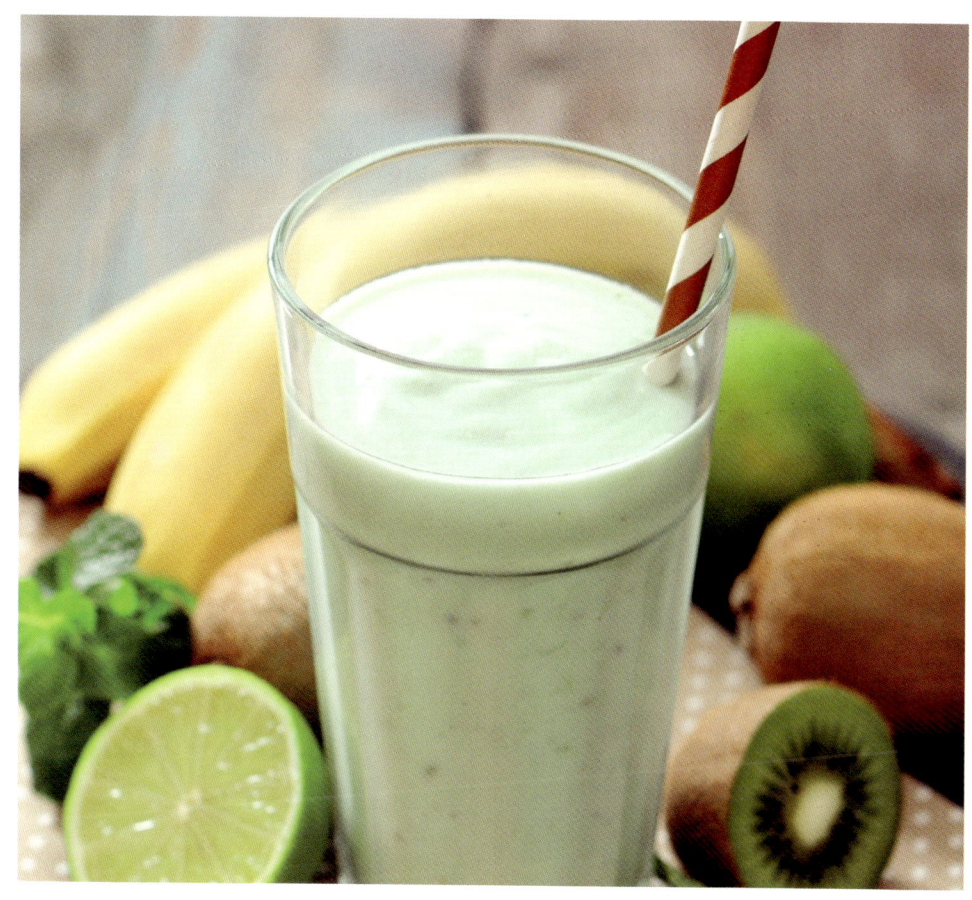

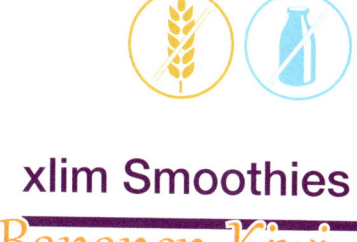

xlim Smoothies
Bananen-Kiwi-Shake

Zubereitung:

Alle Zutaten in ein hohes Gefäß geben und mit dem Pürierstab pürieren.

Je nach Belieben mit einem Spritzer Limettensaft abschmecken.

Für 1 Person

Zutaten:
100 ml Milch, fettarm (1,5 %), lactosefrei
20 g Magerquark (10 % Fett i. Tr.), lactosefrei
120 g Banane
40 g Kiwi
20 g xlim Aktiv Mahlzeit LACTOSEFREI
Etwas Limettensaft, frisch gepresst

Durchschnittliche Nährwertangaben pro Portion:

kcal	kJ	Eiweiß	Fett	Kohlenhydrate	Ballaststoffe
276	1160	17 g	5 g	38 g	6 g

 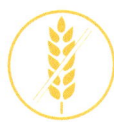

xlim Smoothies

Papaya-Ananas-Shake

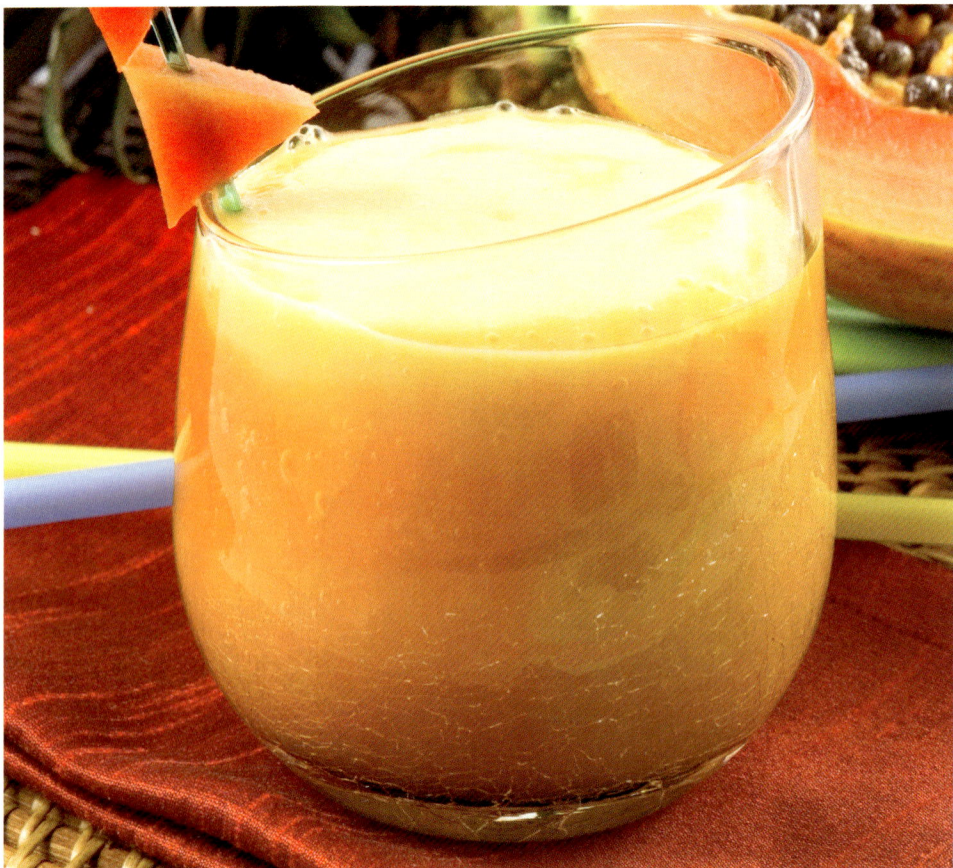

Die **Papaya** besitzt gelb bis orangefarbenes Fruchtfleisch, in der Mitte liegen kugelige, ungenießbare Samen. Sie ist reich an ß-Carotin und Vitamin C.

Für 1 Person

Zutaten:
120 g Papaya
120 g Ananas (Dose), ungezuckert
55 g Magerquark (10 % Fett i. Tr.)
60 ml Orangensaft, frisch gepresst
90 ml naturtrüber Apfelsaft
20 g xlim Aktiv Mahlzeit SOJAFREI

Bei Verwendung von frischer Ananas kommt es nach kurzer Zeit durch die Enzyme der Ananas in Verbindung mit Milchprodukten zu einem bitteren Geschmack.

Zubereitung:
Alle Zutaten in ein hohes Gefäß geben und mit dem Pürierstab pürieren.

Durchschnittliche Nährwertangaben pro Portion:

kcal	kJ	Eiweiß	Fett	Kohlenhydrate	Ballaststoffe
294	1237	18 g	3 g	43 g	6 g

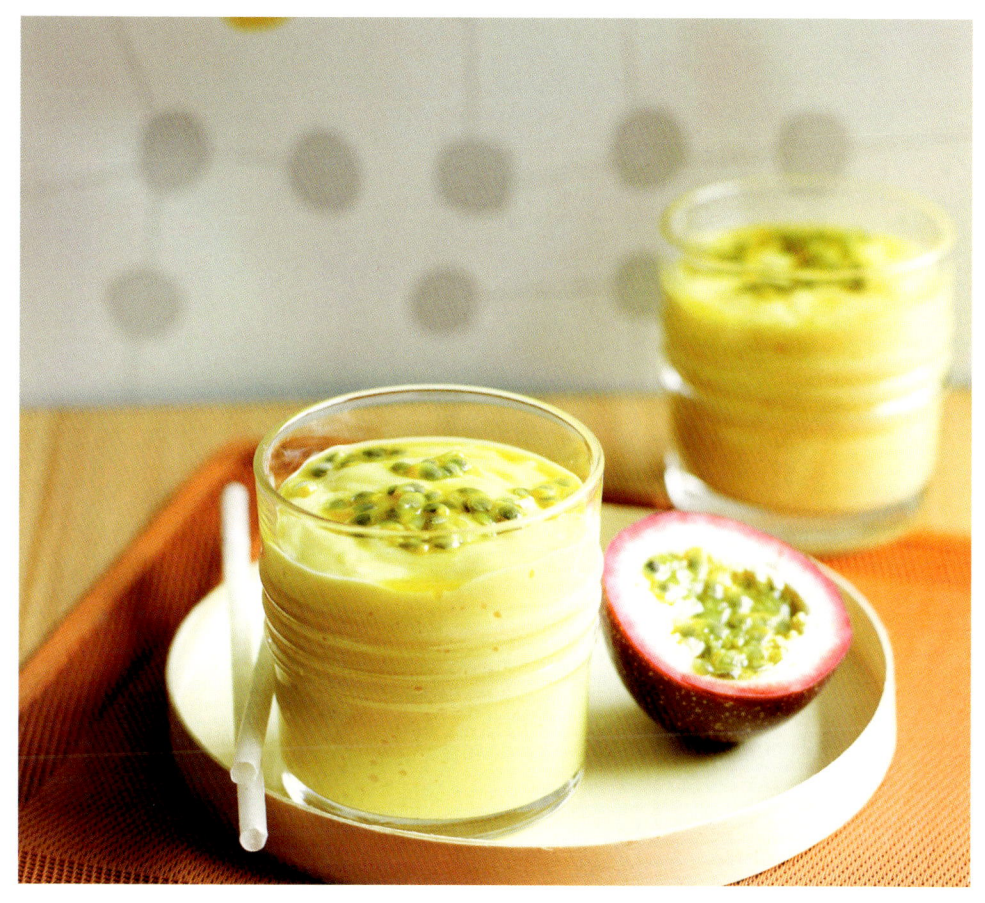

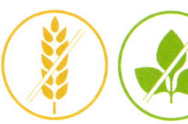

xlim Smoothies

Maracuja-Buttermilch-Shake

Der essbare Teil der **Maracuja** (auch **Passions-frucht** genannt) sind die saftigen Samenmän-tel, die die zahlreichen Samen umgeben. Sie ist reich an Vitamin C.

Zubereitung:

Alle Zutaten in ein hohes Gefäß geben und mit dem Pürierstab pürieren.

Je nach Geschmack kann der Shake vor dem Verzehr noch durch ein Sieb gegeben werden.

Für 1 Person

Zutaten:
200 ml Buttermilch
20 g Magerquark (10 % Fett i. Tr.)
80 g Maracuja
20 g xlim Aktiv Mahlzeit SOJAFREI

Durchschnittliche Nährwertangaben pro Portion:

kcal	kJ	Eiweiß	Fett	Kohlenhydrate	Ballaststoffe
215	902	22 g	5 g	19 g	3 g

 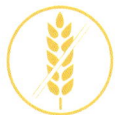

xlim Smoothies
Grapefruit-Erdbeer-Shake

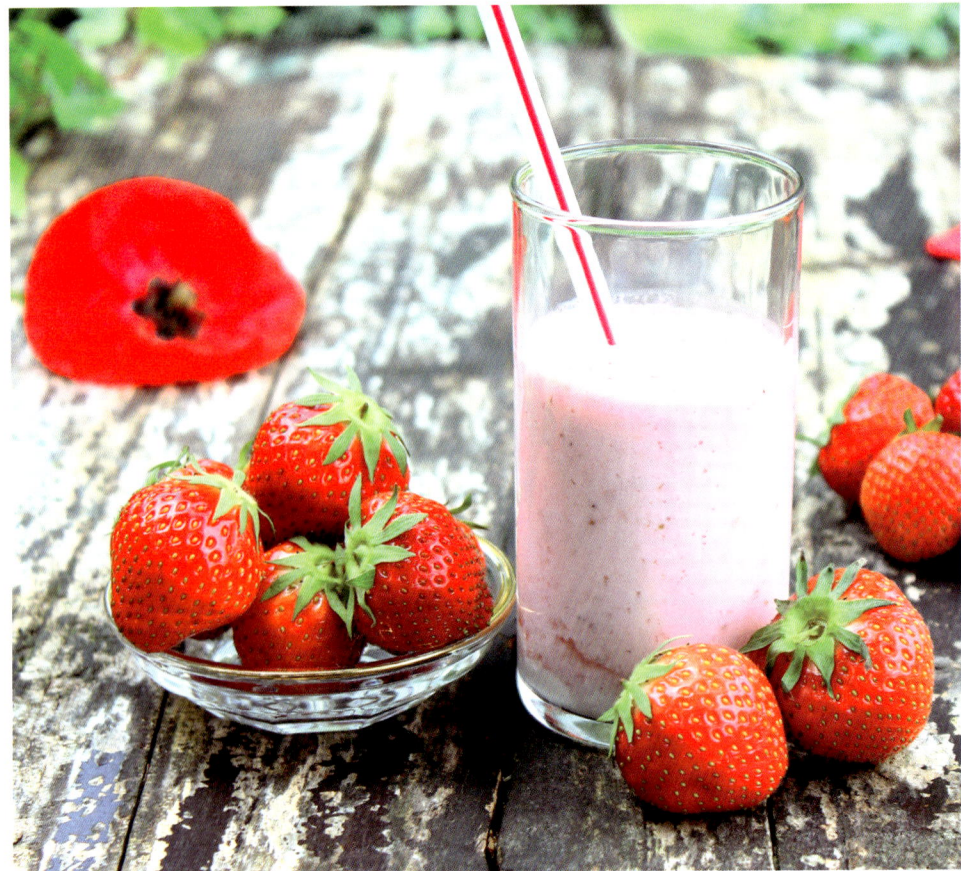

Die **Grapefruit** enthält als Zitrusfrucht Antioxidantien und den Ballaststoff Pektin. Ihr bitterer Geschmack wird durch das Glycosid Naringin hervorgerufen. Da es bei Verzehr von Grapefruitprodukten zu Wechselwirkungen mit Arzneimitteln kommen kann, ist es sinnvoll sich während der Einnahme von Medikamenten über mögliche Interaktionen mit Grapefruitprodukten zu informieren

Für 1 Person

Zutaten:
200 ml Milch, fettarm (1,5 % Fett), lactosefrei
100 g Erdbeeren
30 ml Grapefruitsaft, frisch gepresst
20 g xlim Aktiv Mahlzeit LACTOSEFREI

1 Handvoll crushed Eis

Zubereitung:
Alle Zutaten in ein hohes Gefäß geben und mit dem Pürierstab pürieren.

Serviervorschlag:
Eine Handvoll crushed Eis in ein Glas geben und den Shake einfüllen.

Durchschnittliche Nährwertangaben pro Portion:

kcal	kJ	Eiweiß	Fett	Kohlenhydrate	Ballaststoffe
217	909	18 g	5 g	22 g	4 g

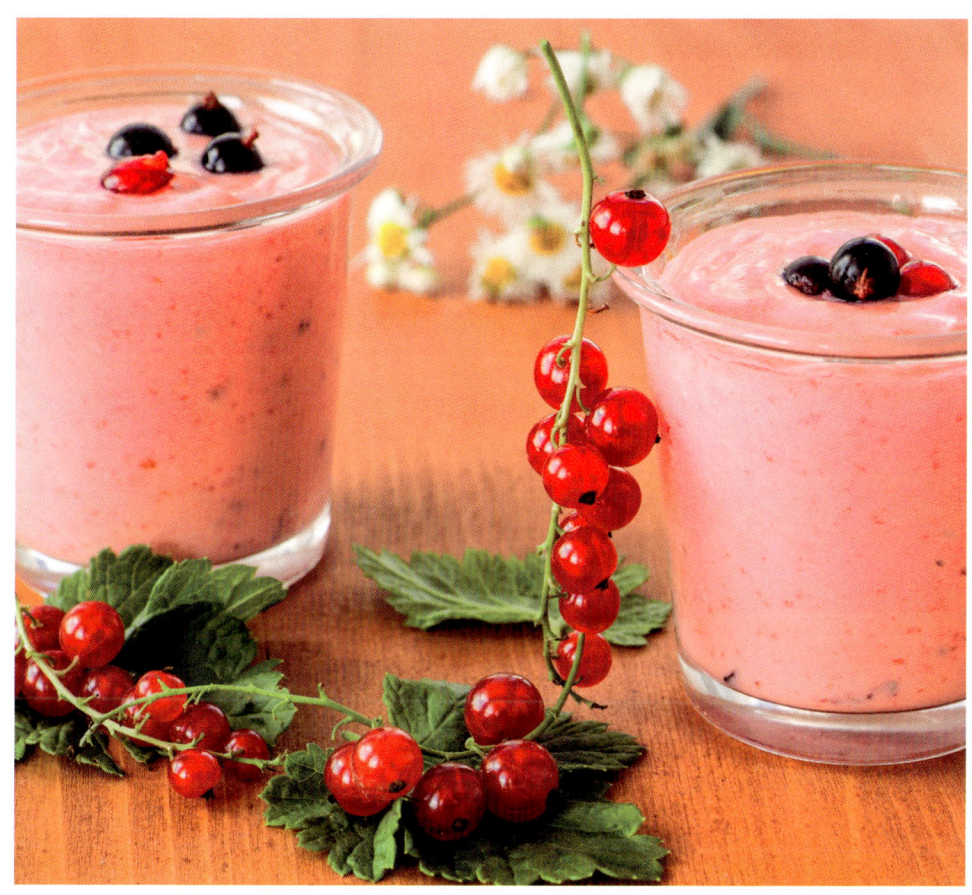

xlim Smoothies

Birnen-Johannisbeer-Shake

Zubereitung:

Alle Zutaten in ein hohes Gefäß geben und mit dem Pürierstab pürieren.

Durchschnittliche Nährwertangaben pro Portion:

kcal	kJ	Eiweiß	Fett	Kohlenhydrate	Ballaststoffe
281	1175	18 g	4 g	37 g	14 g

Für 1 Person

Zutaten:
150 g Birne
½ TL Zitronensaft, frisch gepresst
100 g rote Johannisbeeren
50 g schwarze Johannisbeeren
100 ml Milch, fettarm (1,5 % Fett), lactosefrei
50 g Naturjoghurt, fettarm (1,5 % Fett), lactosefrei
20 g xlim Aktiv Mahlzeit LACTOSEFREI

 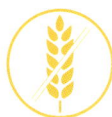

xlim Smoothies
Wassermelonen-Shake

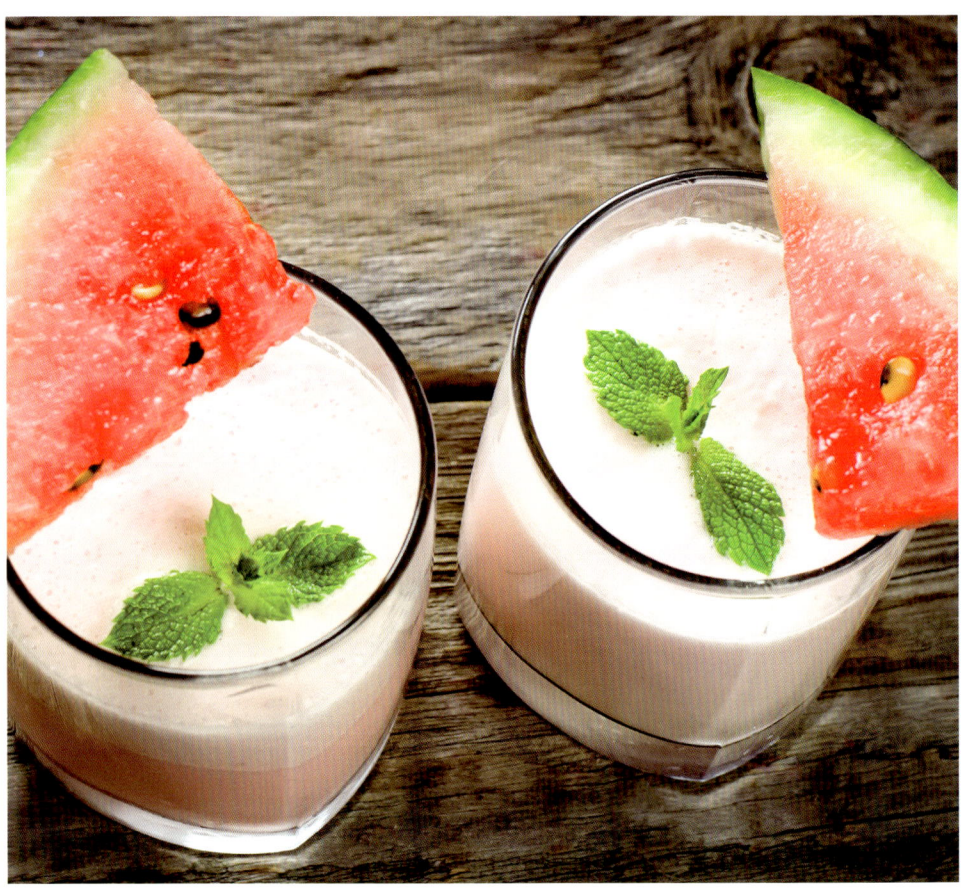

Für 1 Person

Zutaten:

150 ml Milch, fettarm (1,5 % Fett), lactosefrei
125 g Wassermelone, entkernt
1 EL (15 g) Zitronensaft, frisch gepresst
1 TL Honig (5 g)
20 g xlim Aktiv Mahlzeit LACTOSEFREI

Zubereitung:

Alle Zutaten in ein hohes Gefäß geben und mit dem Pürierstab pürieren.

Durchschnittliche Nährwertangaben pro Portion:

kcal	kJ	Eiweiß	Fett	Kohlenhydrate	Ballaststoffe
210	878	16 g	4 g	25 g	2 g

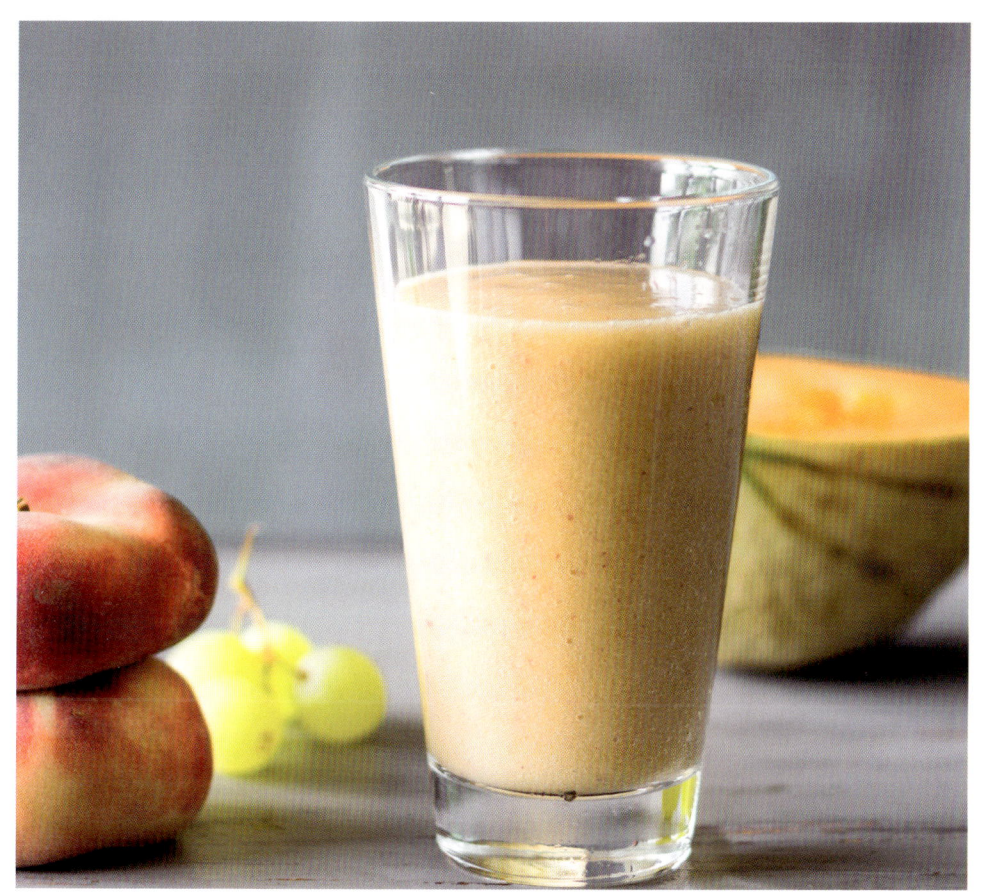

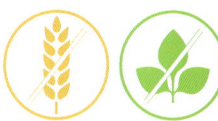

xlim Smoothies
Melonen-Pfirsich-Shake

Zubereitung:

Alle Zutaten in ein hohes Gefäß geben und mit dem Pürierstab pürieren.

Für 1 Person

Zutaten:

100 g Cantaloupe-Melone
1 Pfirsich (120 g)
90 ml Buttermilch
50 g Naturjoghurt, fettarm (1,5 % Fett)
20 g xlim Aktiv Mahlzeit SOJAFREI

Durchschnittliche Nährwertangaben pro Portion:

kcal	kJ	Eiweiß	Fett	Kohlenhydrate	Ballaststoffe
235	984	18 g	4 g	31 g	5 g

 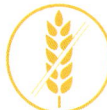

xlim Smoothies

Orangen-Buttermilch-Shake

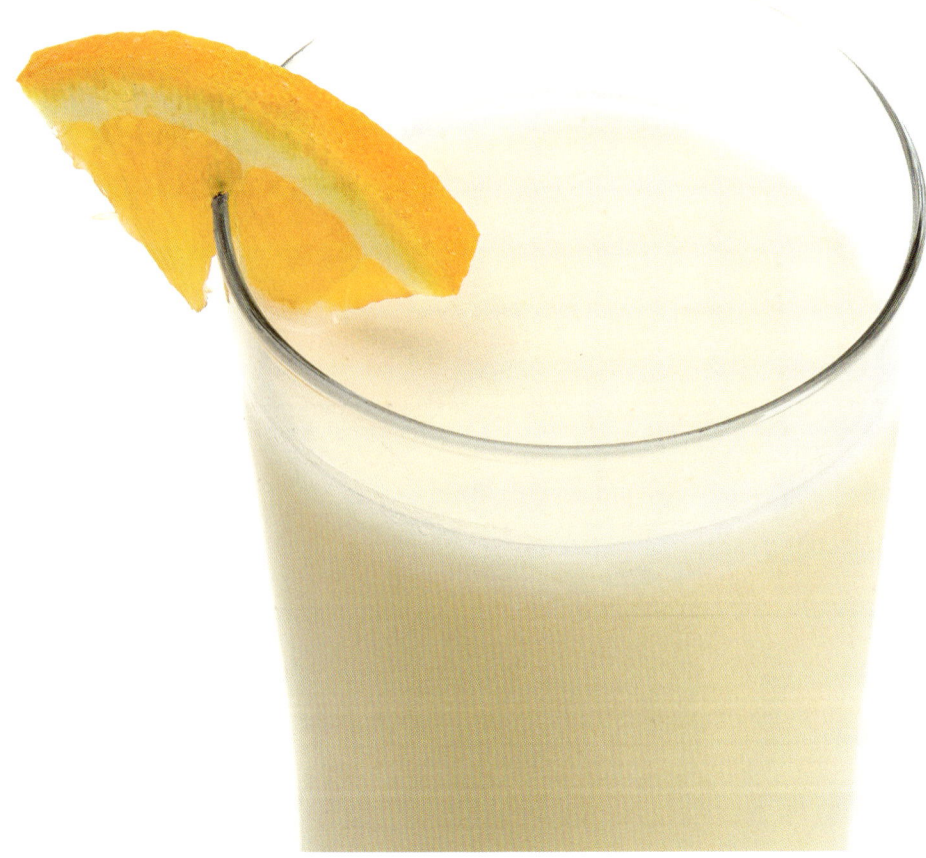

Für 1 Person

Zutaten:
100 ml Buttermilch
100 g Naturjoghurt, fettarm (1,5 % Fett)
100 ml Orangensaft, frisch gepresst
20 g xlim Aktiv Mahlzeit SOJAFREI

Zubereitung:
Alle Zutaten in ein hohes Gefäß geben und mit dem Pürierstab pürieren.

Durchschnittliche Nährwertangaben pro Portion:

kcal	kJ	Eiweiß	Fett	Kohlenhydrate	Ballaststoffe
203	856	18 g	5 g	20 g	2 g

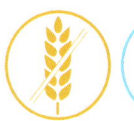 

xlim Smoothies

Zitronen-Buttermilch-Shake

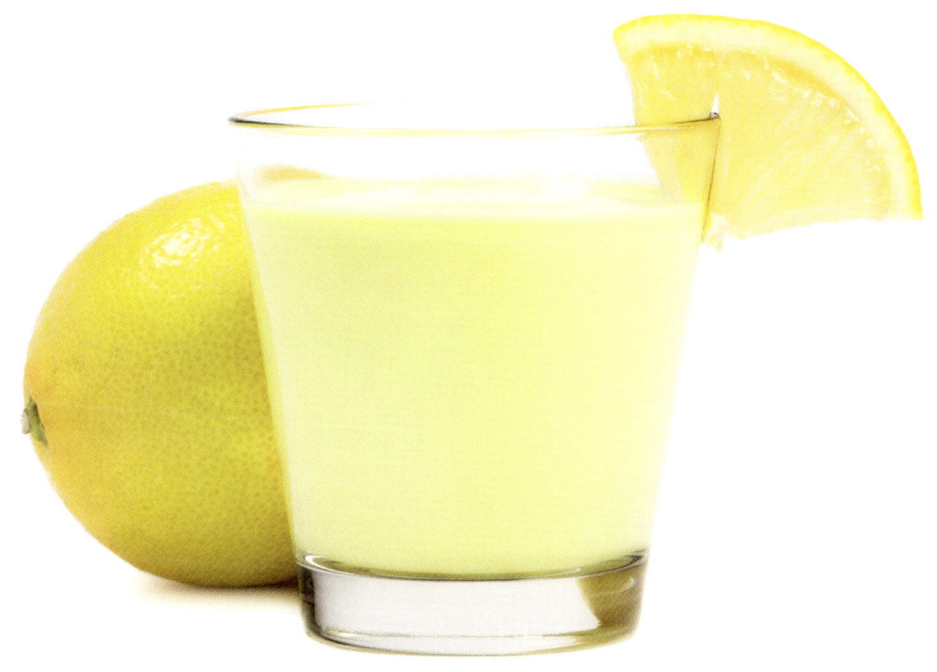

Zubereitung:

Alle Zutaten in ein hohes Gefäß geben und mit dem Pürierstab pürieren.

Für 1 Person

Zutaten:

175 ml Buttermilch-Drink, lactosefrei
125 g Naturjoghurt, fettarm (1,5 % Fett),
lactosefrei
1,5 - 2 EL Zitronensaft, frisch gepresst
20 g xlim Aktiv Mahlzeit LACTOSEFREI

Durchschnittliche Nährwertangaben pro Portion:

kcal	kJ	Eiweiß	Fett	Kohlenhydrate	Ballaststoffe
205	862	20 g	5 g	18 g	2 g

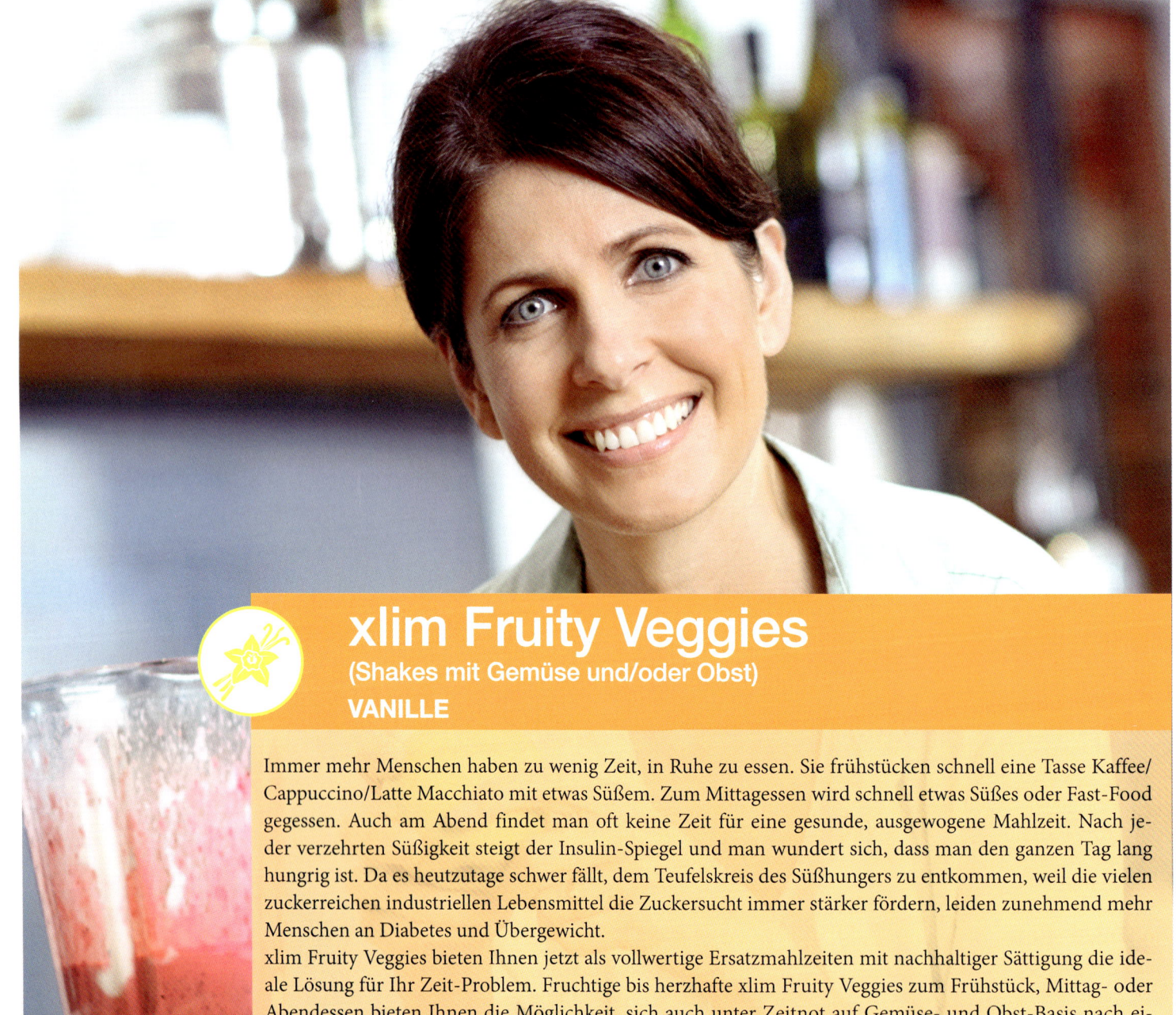

xlim Fruity Veggies
(Shakes mit Gemüse und/oder Obst)
VANILLE

Immer mehr Menschen haben zu wenig Zeit, in Ruhe zu essen. Sie frühstücken schnell eine Tasse Kaffee/ Cappuccino/Latte Macchiato mit etwas Süßem. Zum Mittagessen wird schnell etwas Süßes oder Fast-Food gegessen. Auch am Abend findet man oft keine Zeit für eine gesunde, ausgewogene Mahlzeit. Nach jeder verzehrten Süßigkeit steigt der Insulin-Spiegel und man wundert sich, dass man den ganzen Tag lang hungrig ist. Da es heutzutage schwer fällt, dem Teufelskreis des Süßhungers zu entkommen, weil die vielen zuckerreichen industriellen Lebensmittel die Zuckersucht immer stärker fördern, leiden zunehmend mehr Menschen an Diabetes und Übergewicht.

xlim Fruity Veggies bieten Ihnen jetzt als vollwertige Ersatzmahlzeiten mit nachhaltiger Sättigung die ideale Lösung für Ihr Zeit-Problem. Fruchtige bis herzhafte xlim Fruity Veggies zum Frühstück, Mittag- oder Abendessen bieten Ihnen die Möglichkeit, sich auch unter Zeitnot auf Gemüse- und Obst-Basis nach eigenem Geschmack gesund zu ernähren. xlim Fruity Veggies schmecken lecker, sättigen nachhaltig und enthalten alle Nährstoffe, die Ihr Körper im Rahmen einer Mahlzeit benötigt.

Mit Hilfe der xlim Fruity Veggie Rezepte auf Vanille-Basis können sich jetzt alle einfach und schnell abwechslungsreiche, leckere Shakes mit Gemüse und/oder Obst nach Ihrem eigenen Geschmack zum Frühstück, zum Mittagessen oder zum Abendessen zubereiten.

xlim Fruity Veggies sind vollwertige Ersatzmahlzeiten, schmecken gut, sättigen nachhaltig, bremsen den Heißhunger auf Süßes und liefern Ihnen die benötigte Power um Ihr Leben aktiv genießen zu können.

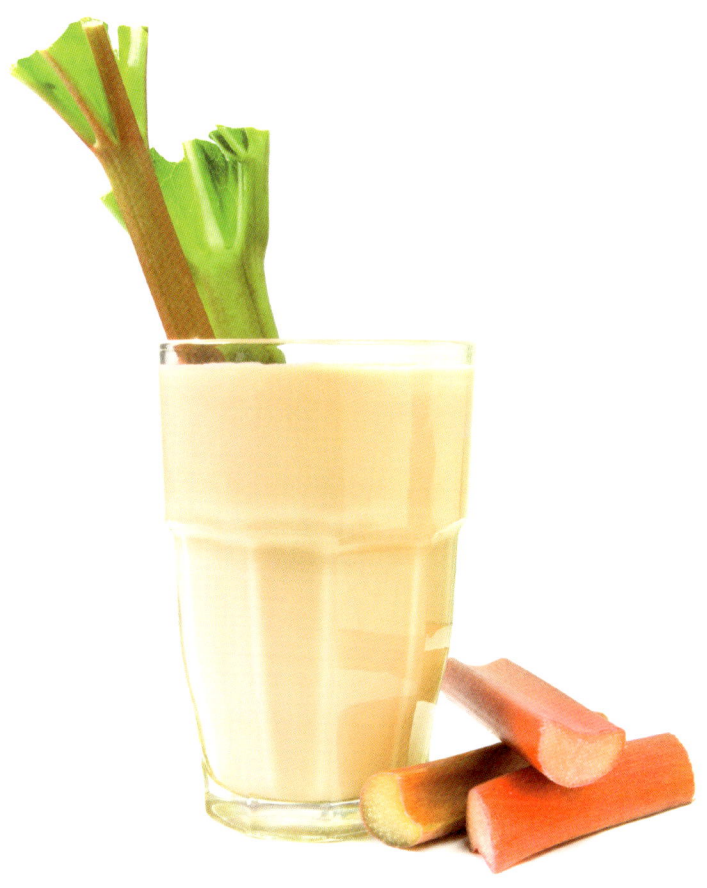

xlim Fruity Veggies
Rharbarber-Shake

> **Rhabarber,** das säuerliche, grünliche Gemüse, hat wenige Kalorien, liefert aber viel Kalium. Aufgrund des hohen Gehaltes an Oxalsäure, sollten Personen mit Nierenleiden, Rheuma oder Gicht Rhabarber mit Vorsicht genießen.

Bei Zubereitung mit frischem Rhabarber:

Rhabarber schälen und klein schneiden. Mit 100 ml Wasser weich kochen, abkühlen lassen und mit restlichen Zutaten pürieren. Melisse in Streifen schneiden und unterrühren.

Alternative Zubereitung mit Rhabarber-Kompott aus dem Glas:

Alle Zutaten in ein hohes Gefäß geben und mit dem Pürierstab pürieren.

Durchschnittliche Nährwertangaben pro Portion:

kcal	kJ	Eiweiß	Fett	Kohlenhydrate	Ballaststoffe
216	906	20 g	6 g	18 g	4 g
Alternative					
249	1050	17 g	5 g	32 g	3 g

Für 1 Person

Zutaten:

50 g Rhabarber, frisch (Alternative: Rhabarber-Kompott aus dem Glas)
50 g Magerquark (10 % Fett i. Tr.)
200 ml Milch, fettarm (1,5 % Fett) (Alternative: 100 ml Milch, fettarm (1,5 % Fett) +
100 ml Rhabarber-Nektar)
4 große Zitronenmelisseblätter
(bei der alternativen Zubereitung zusätzlich ½ TL Weizenkleie hinzufügen)
20 g xlim Aktiv Mahlzeit VANILLE

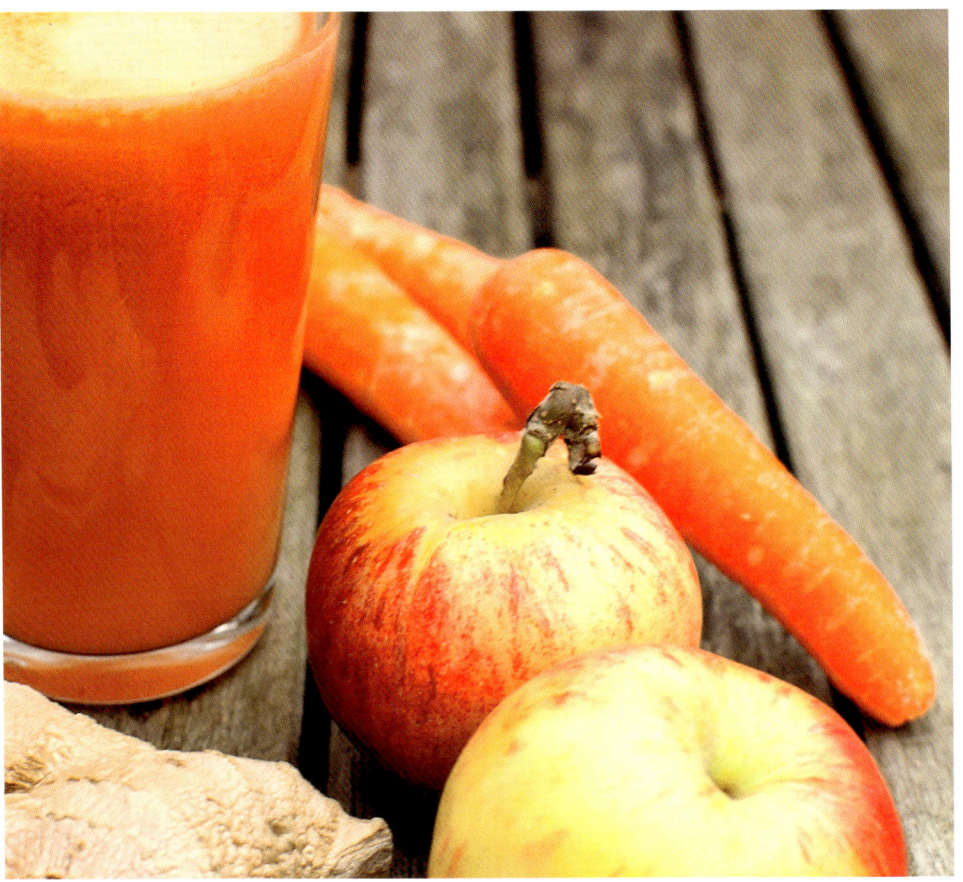

xlim Fruity Veggies
Möhren-Ingwer-Shake

Ingwer stammt aus Südasien und wird als Gewürz und Heilmittel verwendet. Das Aroma stammt von ätherischen Ölen und die Schärfe von einem Harzgemisch. In asiatischen Ländern wird er als Heilmittel bei Verdauungsstörungen, Erkältungsbeschwerden und Rheuma eingesetzt.

Für 1 Person

Zutaten:
150 ml Möhrensaft
50 g Magerquark (10 % Fett i. Tr.)
100 g Apfel
5 g Ingwer, gerieben
1 Spritzer Zitronensaft, frisch gepresst
5 g (1 TL) Weizenkleie
20 g xlim Aktiv Mahlzeit VANILLE

Zubereitung:
Alle Zutaten in ein hohes Gefäß geben und mit dem Pürierstab pürieren.

Durchschnittliche Nährwertangaben pro Portion:

kcal	kJ	Eiweiß	Fett	Kohlenhydrate	Ballaststoffe
211	885	15 g	5 g	27 g	7 g

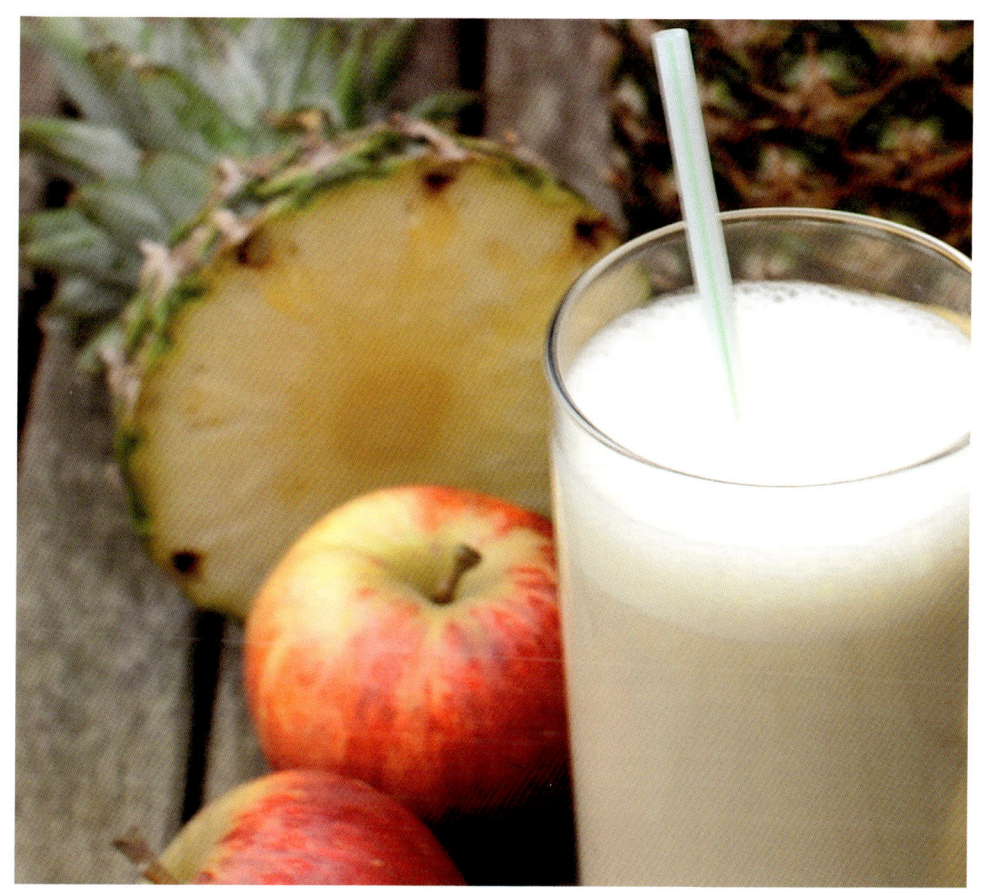

xlim Fruity Veggies
Apfel-Ananas-Shake mit Ingwer

Zubereitung:
Alle Zutaten in ein hohes Gefäß geben und mit dem Pürierstab pürieren.

Für 1 Person

Zutaten:
75 g Apfel
150 g Ananas (Dose), ungezuckert
100 g Magerquark (10 % Fett i. Tr.)
1 Stück Ingwer (ca. 5 g), geschält, gerieben
Etwas Limettensaft, frisch gepresst
5 g (1 TL) Weizenkleie
20 g xlim Aktiv Mahlzeit VANILLE

Bei Verwendung von frischer Ananas kommt es nach kurzer Zeit durch die Enzyme der Ananas in Verbindung mit Milchprodukten zu einem bitteren Geschmack.

Durchschnittliche Nährwertangaben pro Portion:

kcal	kJ	Eiweiß	Fett	Kohlenhydrate	Ballaststoffe
293	1234	20 g	5 g	38 g	6 g

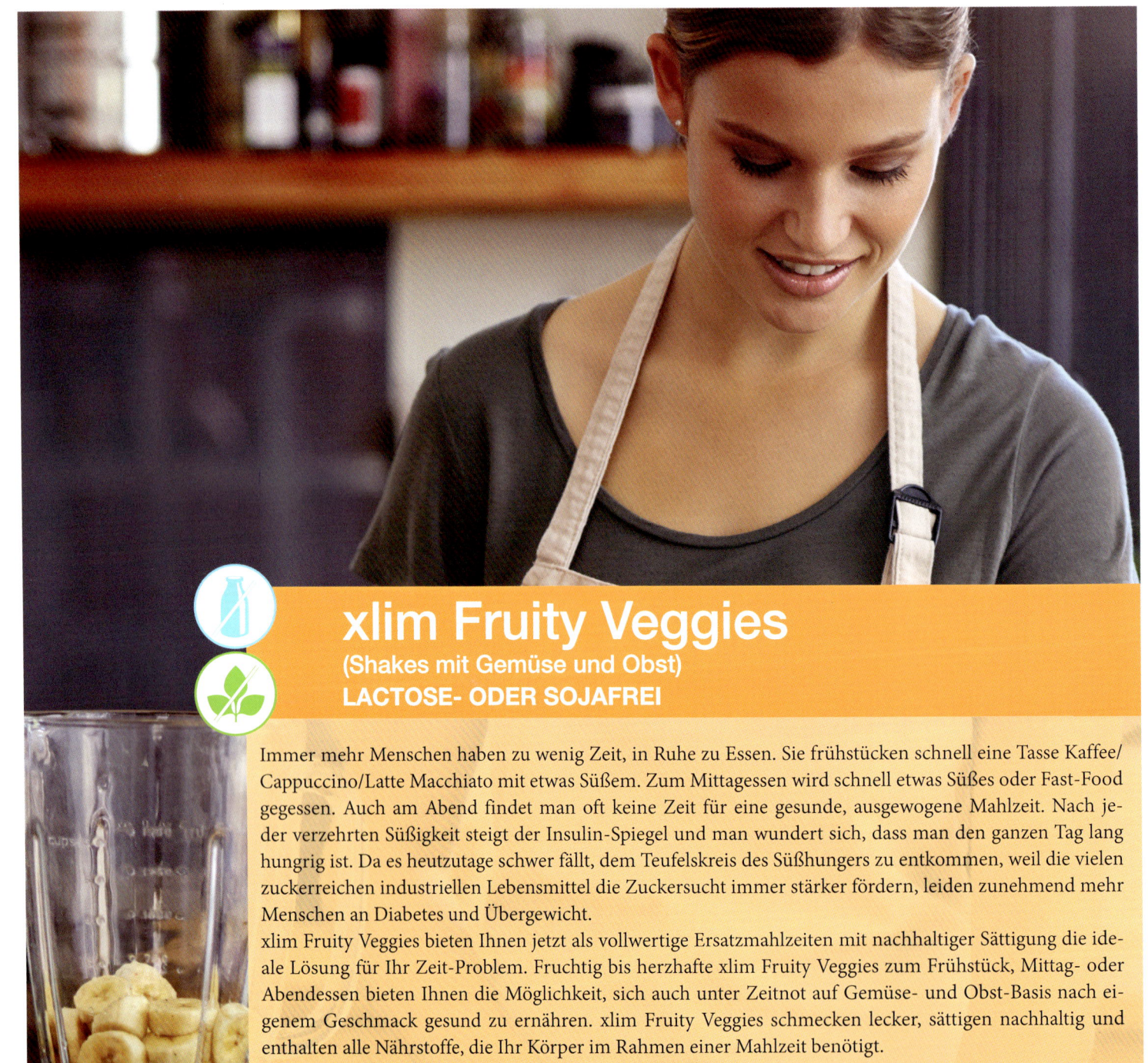

xlim Fruity Veggies
(Shakes mit Gemüse und Obst)
LACTOSE- ODER SOJAFREI

Immer mehr Menschen haben zu wenig Zeit, in Ruhe zu Essen. Sie frühstücken schnell eine Tasse Kaffee/ Cappuccino/Latte Macchiato mit etwas Süßem. Zum Mittagessen wird schnell etwas Süßes oder Fast-Food gegessen. Auch am Abend findet man oft keine Zeit für eine gesunde, ausgewogene Mahlzeit. Nach jeder verzehrten Süßigkeit steigt der Insulin-Spiegel und man wundert sich, dass man den ganzen Tag lang hungrig ist. Da es heutzutage schwer fällt, dem Teufelskreis des Süßhungers zu entkommen, weil die vielen zuckerreichen industriellen Lebensmittel die Zuckersucht immer stärker fördern, leiden zunehmend mehr Menschen an Diabetes und Übergewicht.

xlim Fruity Veggies bieten Ihnen jetzt als vollwertige Ersatzmahlzeiten mit nachhaltiger Sättigung die ideale Lösung für Ihr Zeit-Problem. Fruchtig bis herzhafte xlim Fruity Veggies zum Frühstück, Mittag- oder Abendessen bieten Ihnen die Möglichkeit, sich auch unter Zeitnot auf Gemüse- und Obst-Basis nach eigenem Geschmack gesund zu ernähren. xlim Fruity Veggies schmecken lecker, sättigen nachhaltig und enthalten alle Nährstoffe, die Ihr Körper im Rahmen einer Mahlzeit benötigt.

Mit Hilfe der lactose- oder sojafreien xlim Fruity Veggie Rezepte können sich jetzt alle, die Lactose oder Soja schlecht vertragen, einfach und schnell abwechslungsreiche, leckere Shakes mit Gemüse und/oder Obst nach Ihrem eigenen Geschmack zum Frühstück, zum Mittagessen oder zum Abendessen zubereiten.

xlim Fruity Veggies sind vollwertige Ersatzmahlzeiten, schmecken gut, sättigen nachhaltig, bremsen den Heißhunger auf Süßes und liefern Ihnen die benötigte Power um Ihr Leben aktiv genießen zu können.

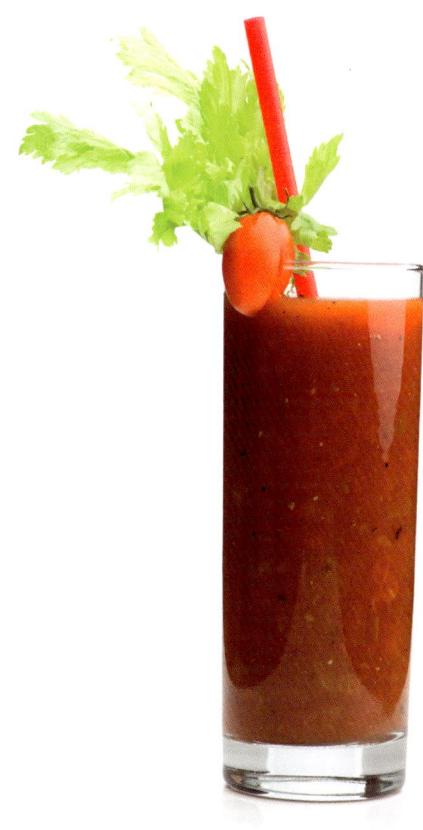

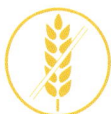 

xlim Fruity Veggies
Tomatensaft-Shake

Zubereitung:

Alle Zutaten in ein hohes Gefäß geben und mit dem Pürierstab pürieren.

Für 1 Person

Zutaten:

250 ml Tomatensaft
20 g xlim Aktiv Mahlzeit LACTOSEFREI
Pfeffer, Salz
5 Blätter Basilikum, klein gehackt
Nach Belieben 1 Stange Sellerie zum Garnieren

Hinweis: Entspricht nicht einem vollwertigen Mahlzeitenersatz.

Durchschnittliche Nährwertangaben pro Portion:

kcal	kJ	Eiweiß	Fett	Kohlenhydrate	Ballaststoffe
118	492	13 g	2 g	12 g	4 g

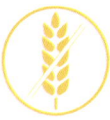

xlim Fruity Veggies
Kürbis-Shake

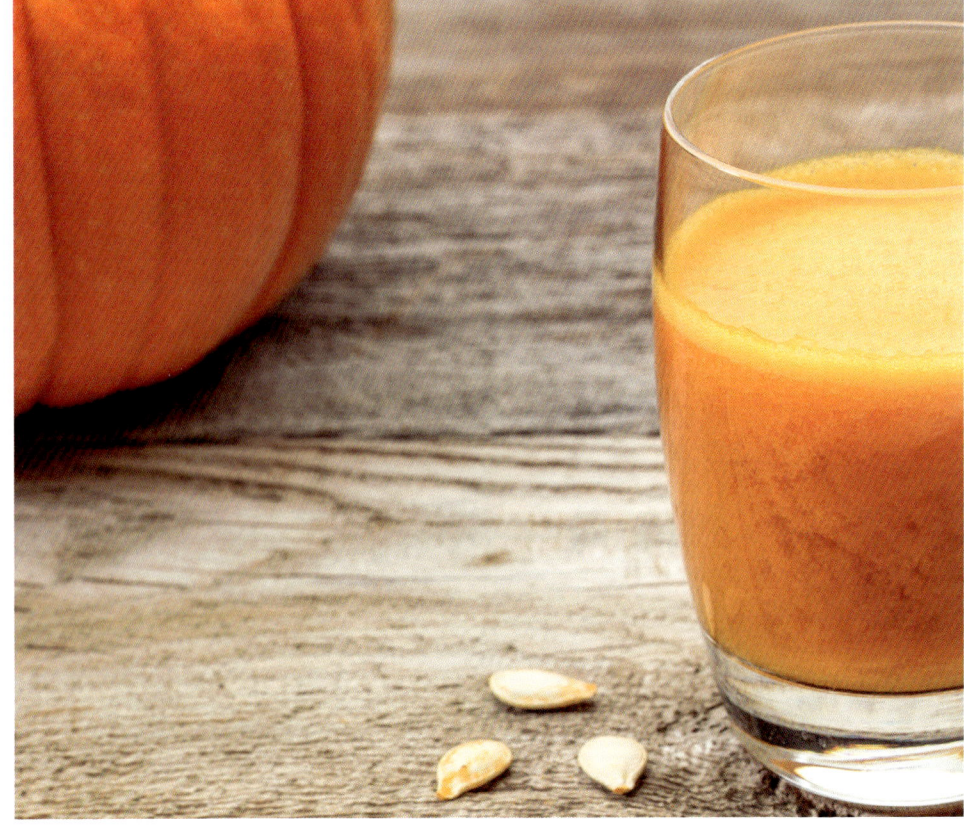

Curry ist eine ostasiatische Gewürzmischung, die sich aus bis zu 66 Bestandteilen zusammensetzt. Grundzutaten sind u.a. Galgant, Bochshornklee, Kurkuma, Ingwer, Koriander, Pfeffer, Kreuzkümmel und Senfkörner.

Für 1 Person

Zutaten:
140 g Hokkaido-Kürbis (oder Kürbis-Püree aus dem Glas)
180 ml Milch, fettarm (1,5 % Fett)
1 Prise Muskatnuss
1 Prise Curry
20 g xlim Aktiv Mahlzeit SOJAFREI

Zubereitung:
Rohen Kürbis in Stücke schneiden und für ca. 15 Minuten garen, danach abkühlen lassen (Alternativ: Kürbis-Püree aus dem Glas verwenden). Alle Zutaten in ein hohes Gefäß geben und mit dem Pürierstab pürieren.

Durchschnittliche Nährwertangaben pro Portion:

kcal	kJ	Eiweiß	Fett	Kohlenhydrate	Ballaststoffe
202	850	18 g	5 g	18 g	5 g

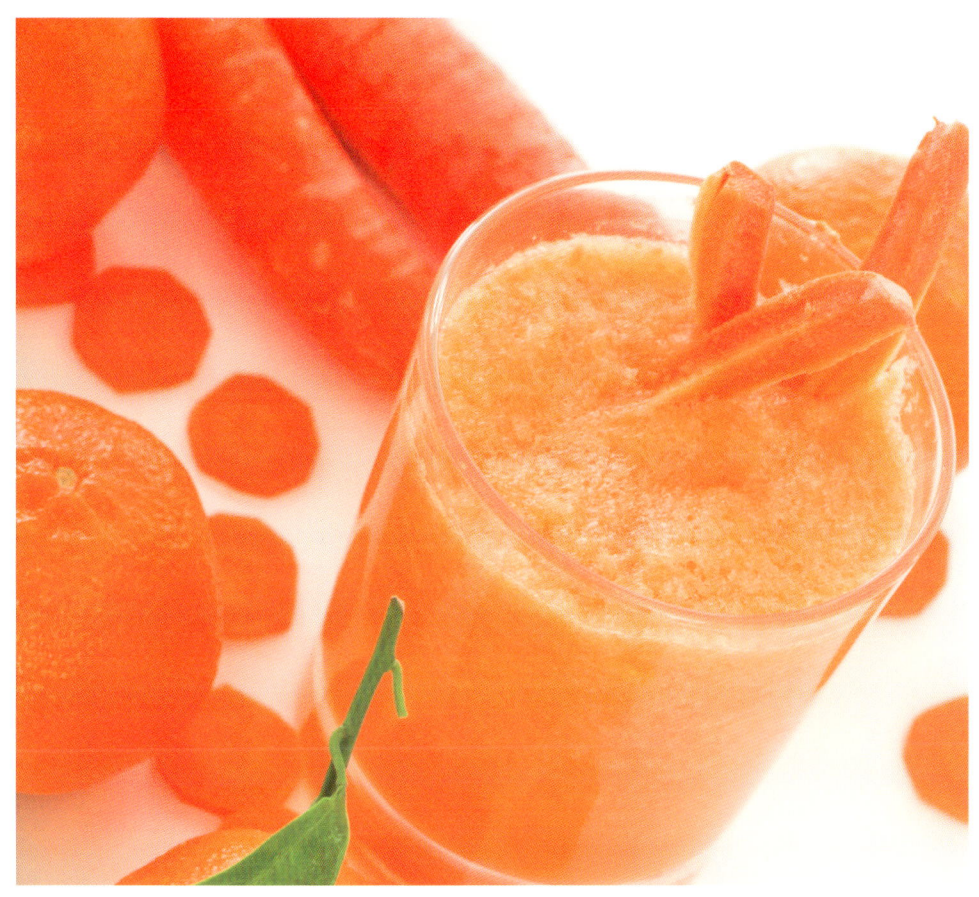

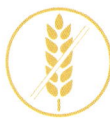 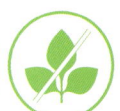

xlim Fruity Veggies

Möhren-Mandarinen-Shake

Zubereitung:

Alle Zutaten in ein hohes Gefäß geben und mit dem Pürierstab pürieren.

Für 1 Person

Zutaten:

2 Mandarinen, geschält (ca. 130 g gesamt)
Saft von ½ Limette oder ½ Zitrone
140 ml Möhrensaft
25 g Magerquark (10 % Fett i. Tr.)
20 g xlim Aktiv Mahlzeit SOJAFREI

Durchschnittliche Nährwertangaben pro Portion:

kcal	kJ	Eiweiß	Fett	Kohlenhydrate	Ballaststoffe
201	842	16 g	4 g	24 g	5 g

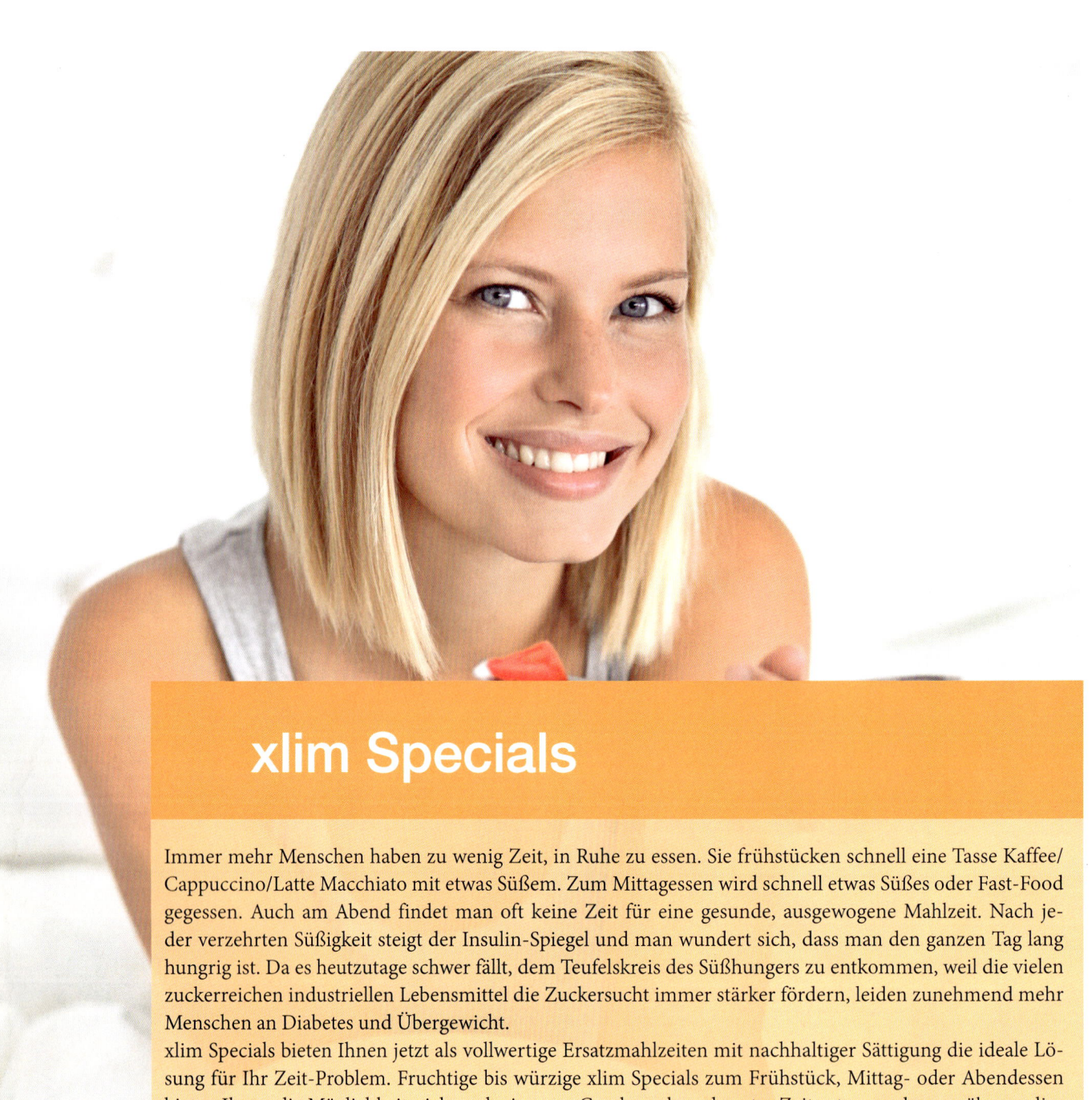

xlim Specials

Immer mehr Menschen haben zu wenig Zeit, in Ruhe zu essen. Sie frühstücken schnell eine Tasse Kaffee/Cappuccino/Latte Macchiato mit etwas Süßem. Zum Mittagessen wird schnell etwas Süßes oder Fast-Food gegessen. Auch am Abend findet man oft keine Zeit für eine gesunde, ausgewogene Mahlzeit. Nach jeder verzehrten Süßigkeit steigt der Insulin-Spiegel und man wundert sich, dass man den ganzen Tag lang hungrig ist. Da es heutzutage schwer fällt, dem Teufelskreis des Süßhungers zu entkommen, weil die vielen zuckerreichen industriellen Lebensmittel die Zuckersucht immer stärker fördern, leiden zunehmend mehr Menschen an Diabetes und Übergewicht.

xlim Specials bieten Ihnen jetzt als vollwertige Ersatzmahlzeiten mit nachhaltiger Sättigung die ideale Lösung für Ihr Zeit-Problem. Fruchtige bis würzige xlim Specials zum Frühstück, Mittag- oder Abendessen bieten Ihnen die Möglichkeit, sich nach eigenem Geschmack auch unter Zeitnot gesund zu ernähren. xlim Specials schmecken lecker, sättigen nachhaltig und enthalten alle Nährstoffe, die Ihr Körper im Rahmen einer Mahlzeit benötigt.

Mit Hilfe der xlim Special Rezepte können Sie sich jetzt einfach und schnell abwechslungsreiche, leckere xlim Shakes nach Ihrem eigenen Geschmack zum Frühstück, zum Mittagessen oder zum Abendessen zubereiten.

xlim Specials sind vollwertige Ersatzmahlzeiten, schmecken gut, sättigen nachhaltig, bremsen den Heißhunger auf Süßes und liefern Ihnen die benötigte Power um Ihr Leben aktiv genießen zu können.

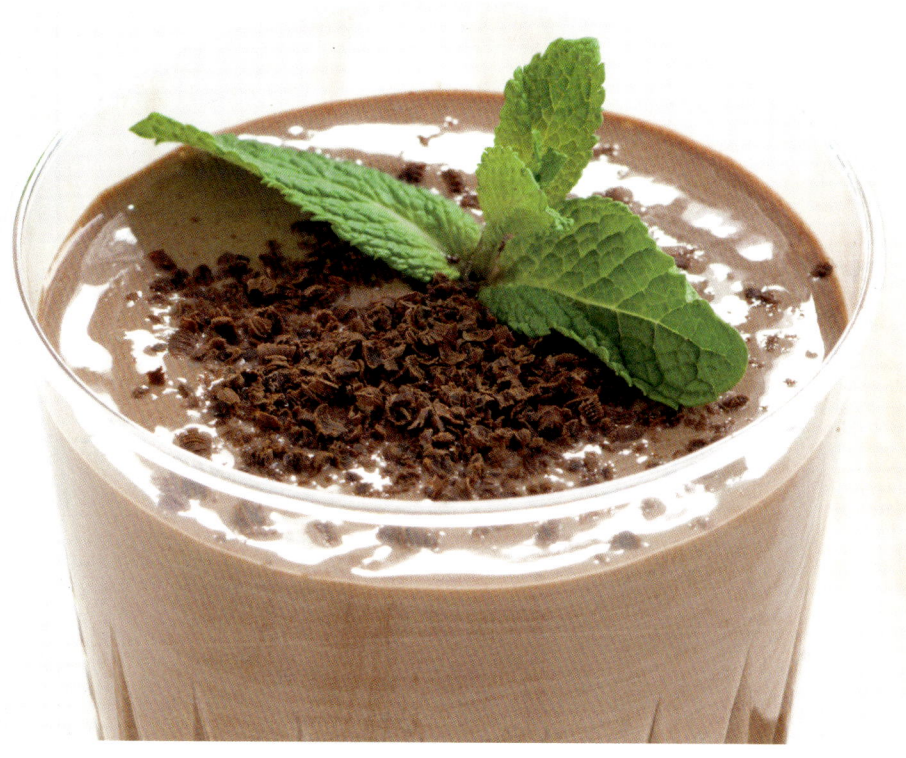

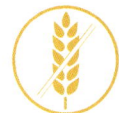

xlim „Specials"
Pfefferminz-Shake

Pfefferminze ist die wirtschaftlich bedeutendste Minze und wird als Heil- und Gewürzkraut genutzt. Pfefferminze enthält ein stark duftendes ätherisches Öl, das hauptsächlich aus Menthol besteht. In der Naturheilkunde wird sie v.a. bei Magen-/ Darmerkrankungen sowie bei Atemwegserkrankungen eingesetzt.

Zubereitung:
Alle Zutaten in ein hohes Gefäß geben und mit dem Pürierstab pürieren.

Für 1 Person

Zutaten:
100 ml Milch, fettarm (1,5 % Fett)
100 g Magerquark (10 % Fett i. Tr.)
120 ml Minztee, erkaltet
20 g xlim Aktiv Mahlzeit SCHOKO

Durchschnittliche Nährwertangaben pro Portion:

kcal	kJ	Eiweiß	Fett	Kohlenhydrate	Ballaststoffe
216	901	22	7 g	17 g	2 g

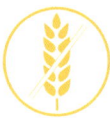

xlim „Specials"
Espresso-Joghurt-Shake

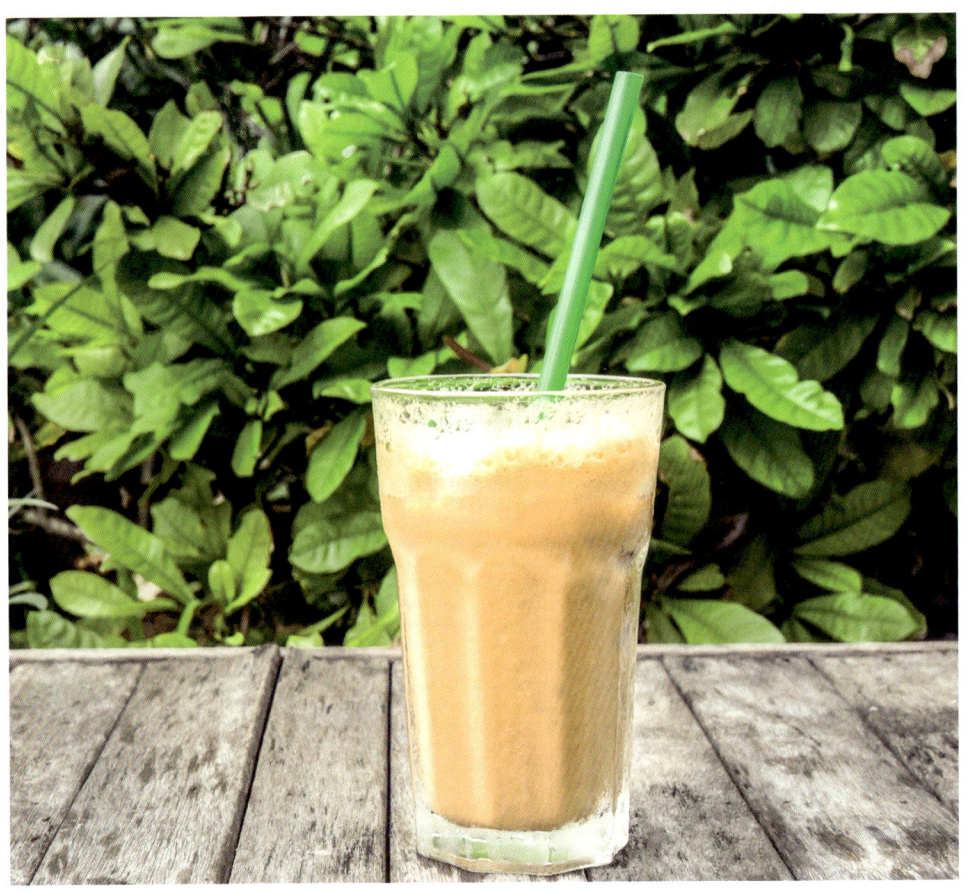

Für 1 Person

Zutaten:

170 g Naturjoghurt, fettarm (1,5 % Fett)
100 ml Milch, fettarm (1,5 % Fett)
40 - 50 ml Espresso, abgekühlt
20 g xlim Aktiv Mahlzeit VANILLE

Zubereitung:

Alle Zutaten in ein hohes Gefäß geben und mit dem Pürierstab pürieren.

Durchschnittliche Nährwertangaben pro Portion:

kcal	kJ	Eiweiß	Fett	Kohlenhydrate	Ballaststoffe
204	855	16 g	7 g	17 g	2 g

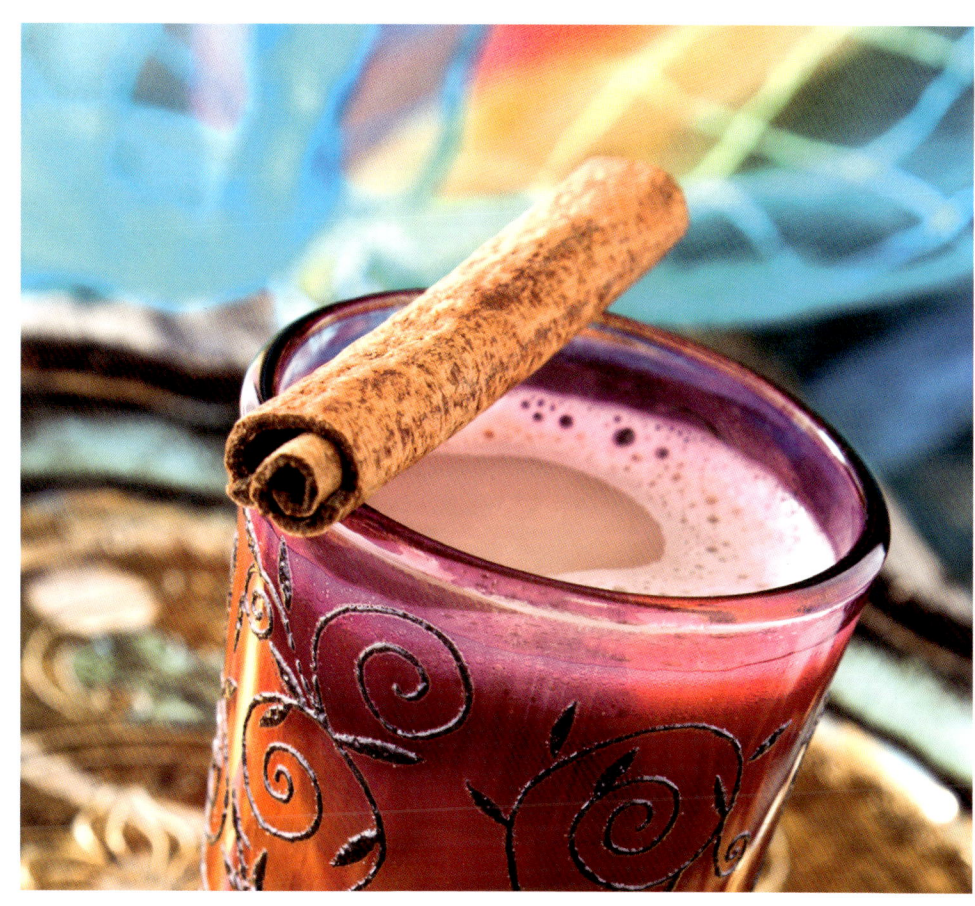

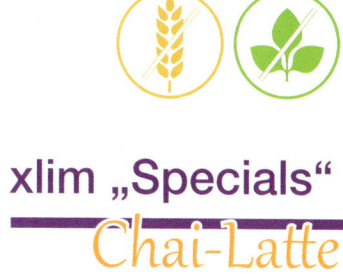

xlim „Specials"
Chai-Latte

Zubereitung:

- Tee mit 100 ml Wasser zubereiten und abkühlen lassen, bis er nur noch lauwarm ist.
- Tee, Milch und xlim Aktiv Mahlzeit Pulver im Shaker gut miteinander vermengen.
- Mit Zimt, Kurkuma, Kardamom und Kreuzkümmel würzen.

Für 1 Person

Zutaten:

100 ml Wasser
1 Teebeutel indischer Chai
150 ml Milch, fettarm (1,5 %)
20 g xlim Aktiv Mahlzeit SOJAFREI
¼ TL Zimt
Je 1 Prise Kurkuma, Kreuzkümmel, Kardamom

Hinweis: Entspricht nicht einem vollwertigen Mahlzeitenersatz.

Durchschnittliche Nährwertangaben pro Portion:

kcal	kJ	Eiweiß	Fett	Kohlenhydrate	Ballaststoffe
146	612	15 g	4,8 g	9,4 g	1,9 g

xlim „Specials"
Veggie Mus

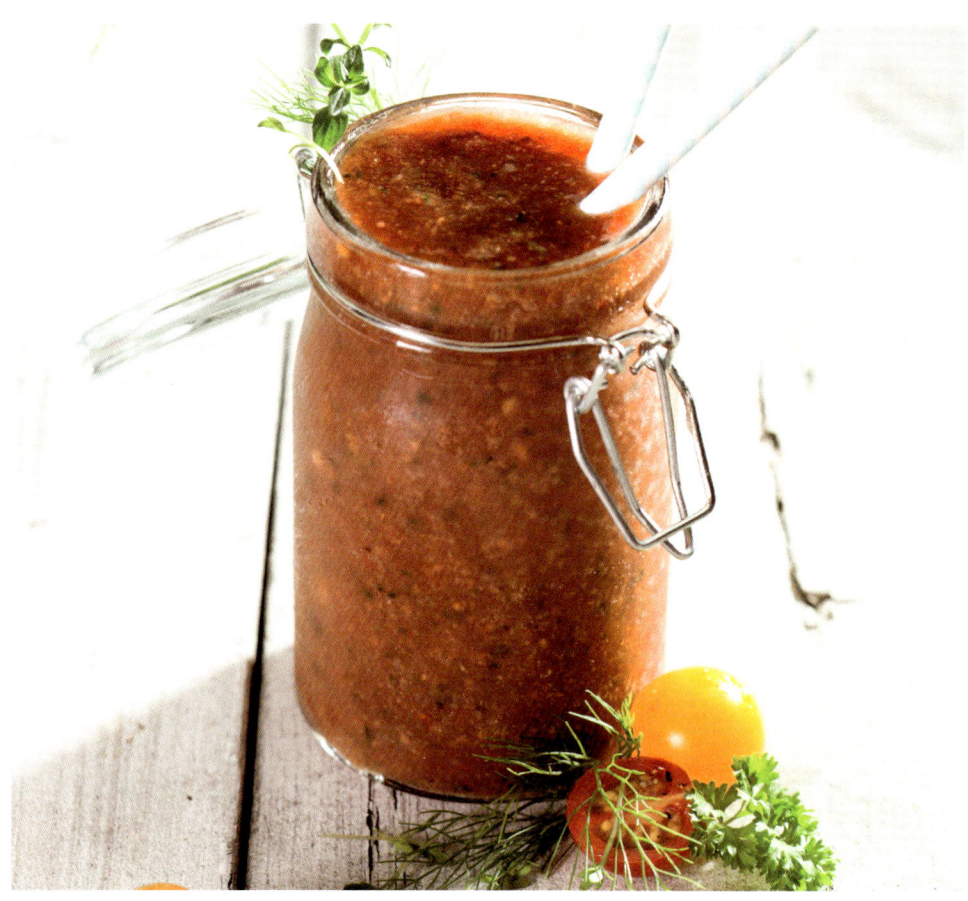

Für 1 Person

Zutaten:
200 g Gurke, entkernt
110 g Zucchini
90 g Paprika, rot
65 g Tomaten
Kräuter und Pfeffer nach Belieben
Etwas Salz
Wasser nach Belieben
20 g xlim Aktiv Mahlzeit LACTOSEFREI

Dazu passt eine Scheibe Schwarzbrot (30 g)

Zubereitung:
Alle Zutaten in ein hohes Gefäß geben und mit dem Pürierstab pürieren.

Durchschnittliche Nährwertangaben pro Portion (inkl. 30 g Schwarzbrot):

kcal	kJ	Eiweiß	Fett	Kohlenhydrate	Ballaststoffe
202	846	18 g	3 g	26 g	10 g

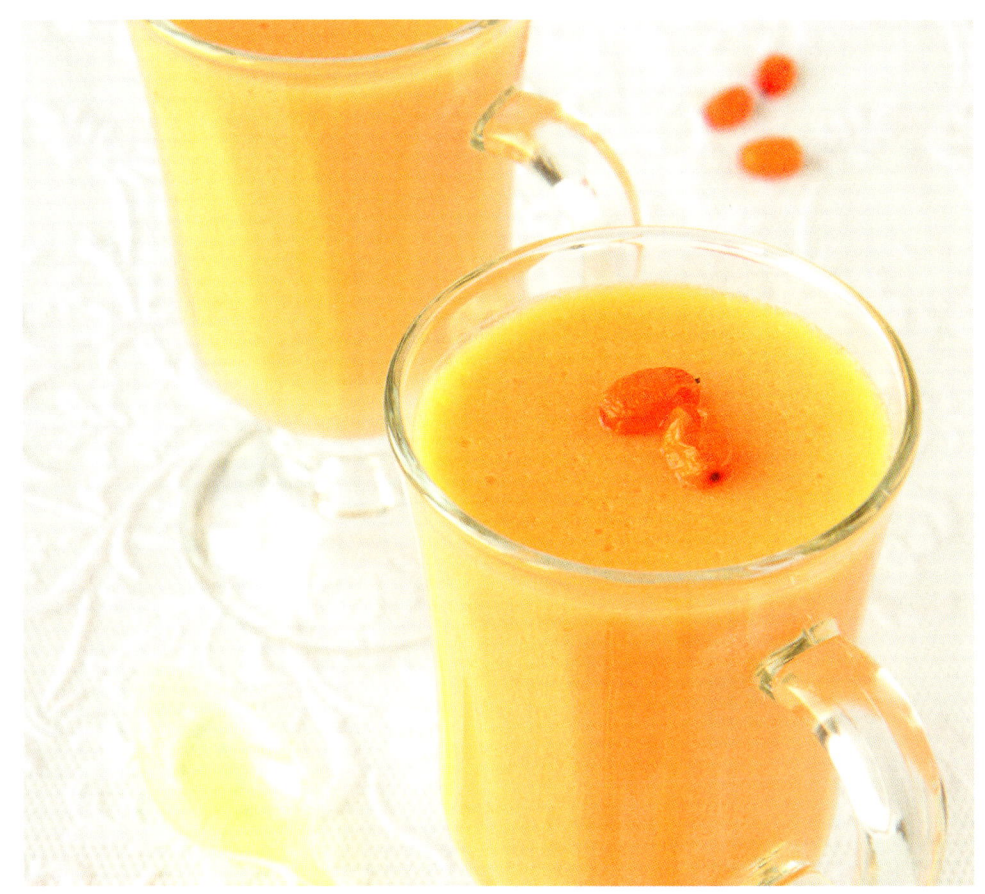

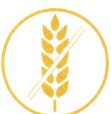

xlim „Specials"
Sanddorn-
Joghurt-Quark

Sanddorn, ein Strauch der v.a. an der Nord- und Ostsee des Alpenvorlandes verbreitet ist, bringt erbsengroße, orange Früchte hervor, die roh ungenießbar sind. Die Sanddornbeeren zeichnen sich durch einen hohen Vitamingehalt insbesondere an Vitamin C, Vitamin E und ß-Carotin aus.

Zubereitung:
Alle Zutaten in ein hohes Gefäß geben und mit dem Pürierstab pürieren.

Für 1 Person

Zutaten:
100 g Magerquark
100 g Naturjoghurt, fettarm (1,5 % Fett)
1 TL Honig
20 g Sanddornvollfrucht, ungesüßt (erhältlich z. B. im Reformhaus)
20 g xlim Aktiv Mahlzeit VANILLE

Durchschnittliche Nährwertangaben pro Portion:

kcal	kJ	Eiweiß	Fett	Kohlenhydrate	Ballaststoffe
225	943	24 g	5 g	18 g	3 g

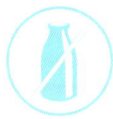 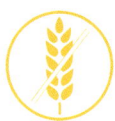

xlim „Specials"
Gurken-Avocado-Dip mit Rohkost

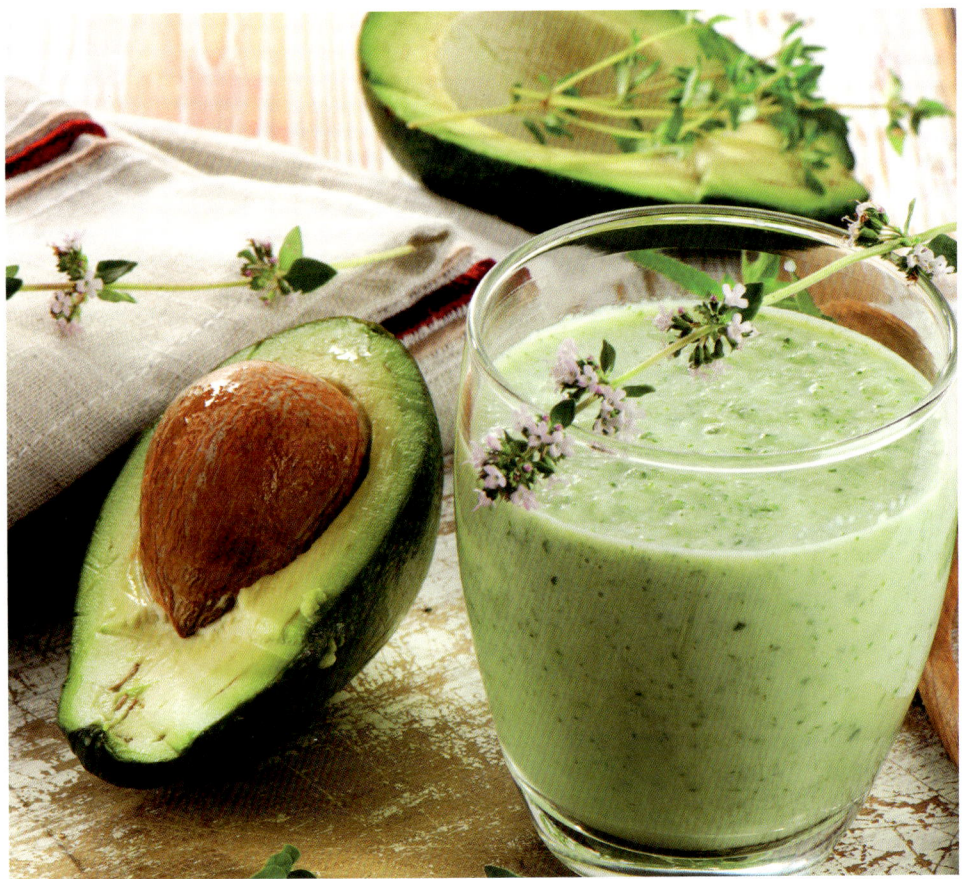

Die **Avocado** besitzt in reifem Zustand ein weiches, nussartig schmeckendes, gelbgrünes Fruchtfleisch, das reich an Öl, insbesondere an der ungesättigten Fettsäure Palmitoleinsäure, ist.

Für 1 Person

Zutaten:
70 g Gurke, entkernt
25 g Avocado
50 g Magerquark (10 % Fett i. Tr.),
lactosefrei
60 g Naturjoghurt, fettarm (1,5 % Fett),
lactosefrei
½ TL Zitronensaft
20 g xlim Aktiv Mahlzeit LACTOSEFREI
Nach Belieben mit Pfeffer & Kräutern würzen
Rohkost:
100 g Kohlrabi
150 g Paprika

Zubereitung:
Alle Zutaten in ein hohes Gefäß geben und mit dem Pürierstab pürieren.

Rohkost gegebenenfalls schälen und in Streifen schneiden und zusammen mit dem Dip verzehren.

Durchschnittliche Nährwertangaben pro Portion:

kcal	kJ	Eiweiß	Fett*	Kohlenhydrate	Ballaststoffe
322	1347	21 g	16 g	23 g	12 g

*Enthält aufgrund der Avocado mehr Fett und Vitamin A als für einen Mahlzeitenersatz angegeben.

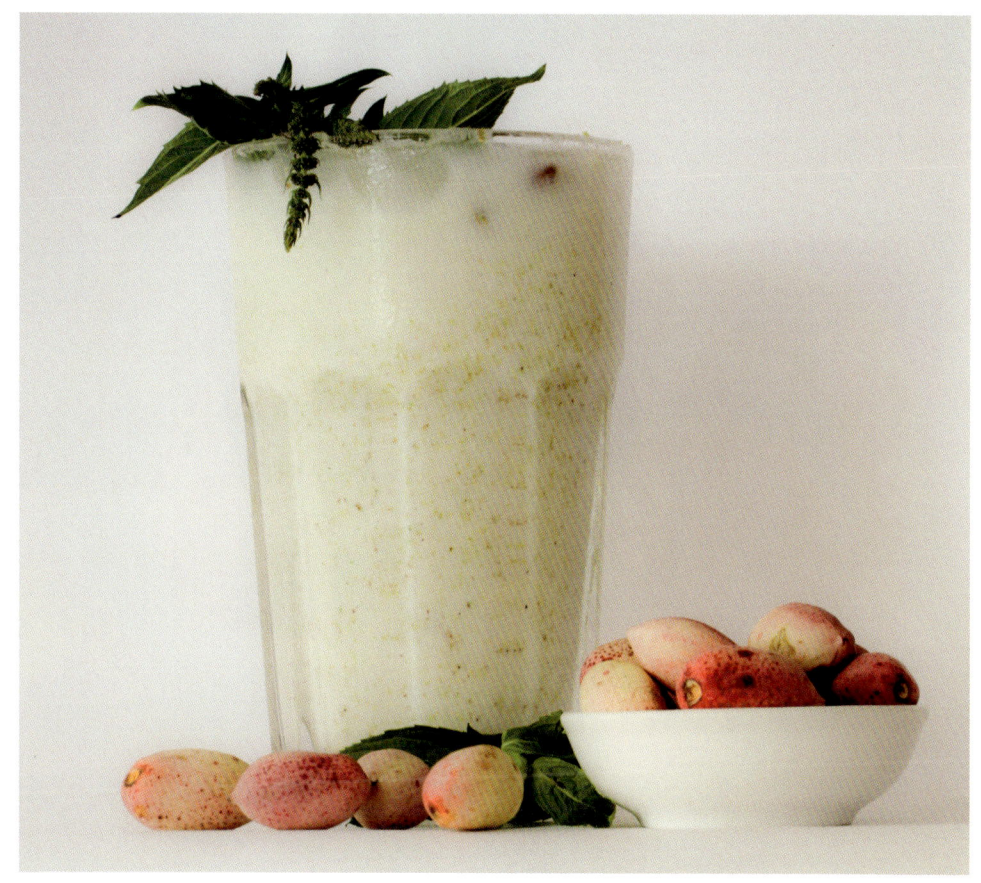

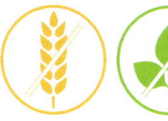

xlim „Specials"
Pistazien-Lassi

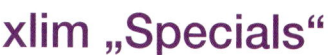

Pistazienkerne haben einen hohen Gehalt an einfach ungesättigten Fettsäuren und Ballaststoffen. Zudem sind die Pistazien eine gute Quelle für Vitamin B1, Vitamin B6, Vitamin E sowie Kalium. Die Pistazienkerne schmecken leicht süßlich, nussig und haben ein feines, butterartiges Aroma.

Zubereitung:
Alle Zutaten in ein hohes Gefäß geben und mit dem Pürierstab pürieren.

Serviervorschlag:
1 Handvoll crushed Eis in ein Glas geben und den Lassi einfüllen. Mit Minze garnieren.

Für 1 Person

Zutaten:
175 g Naturjoghurt, fettarm (1,5 % Fett)
60 ml Kefir, fettarm (1,5 % Fett)
50 ml Wasser
30 g Pistazienkerne
1 Spritzer Zitronensaft, nach Geschmack
20 g xlim Aktiv Mahlzeit SOJAFREI

Durchschnittliche Nährwertangaben pro Portion:

kcal	kJ	Eiweiß	Fett*	Kohlenhydrate	Ballaststoffe
281	1182	22 g	14 g	14 g	4 g

*Enthält aufgrund der Pistazienkerne mehr Fett als für einen Mahlzeitenersatz angegeben.

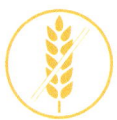

xlim „Specials"
Johannisbeer-
Joghurt

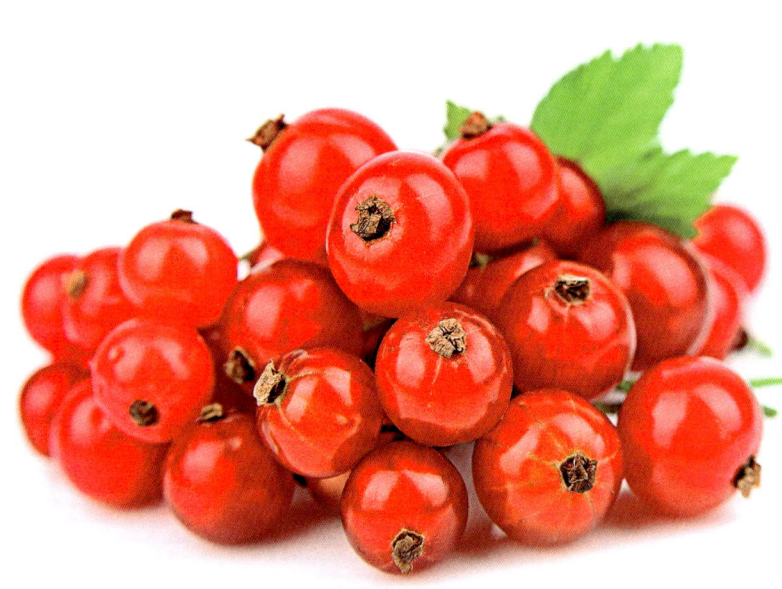

Für 1 Person

Zutaten:

200 g Naturjoghurt, fettarm (1,5 % Fett)
50 g rote Johannisbeeren
1 TL Holunderblütensirup
20 g xlim Aktiv Mahlzeit VANILLE

Zubereitung:

Alle Zutaten in ein hohes Gefäß geben und mit dem Pürierstab pürieren.

Durchschnittliche Nährwertangaben pro Portion:

kcal	kJ	Eiweiß	Fett	Kohlenhydrate	Ballaststoffe
206	862	16 g	6 g	23 g	4 g

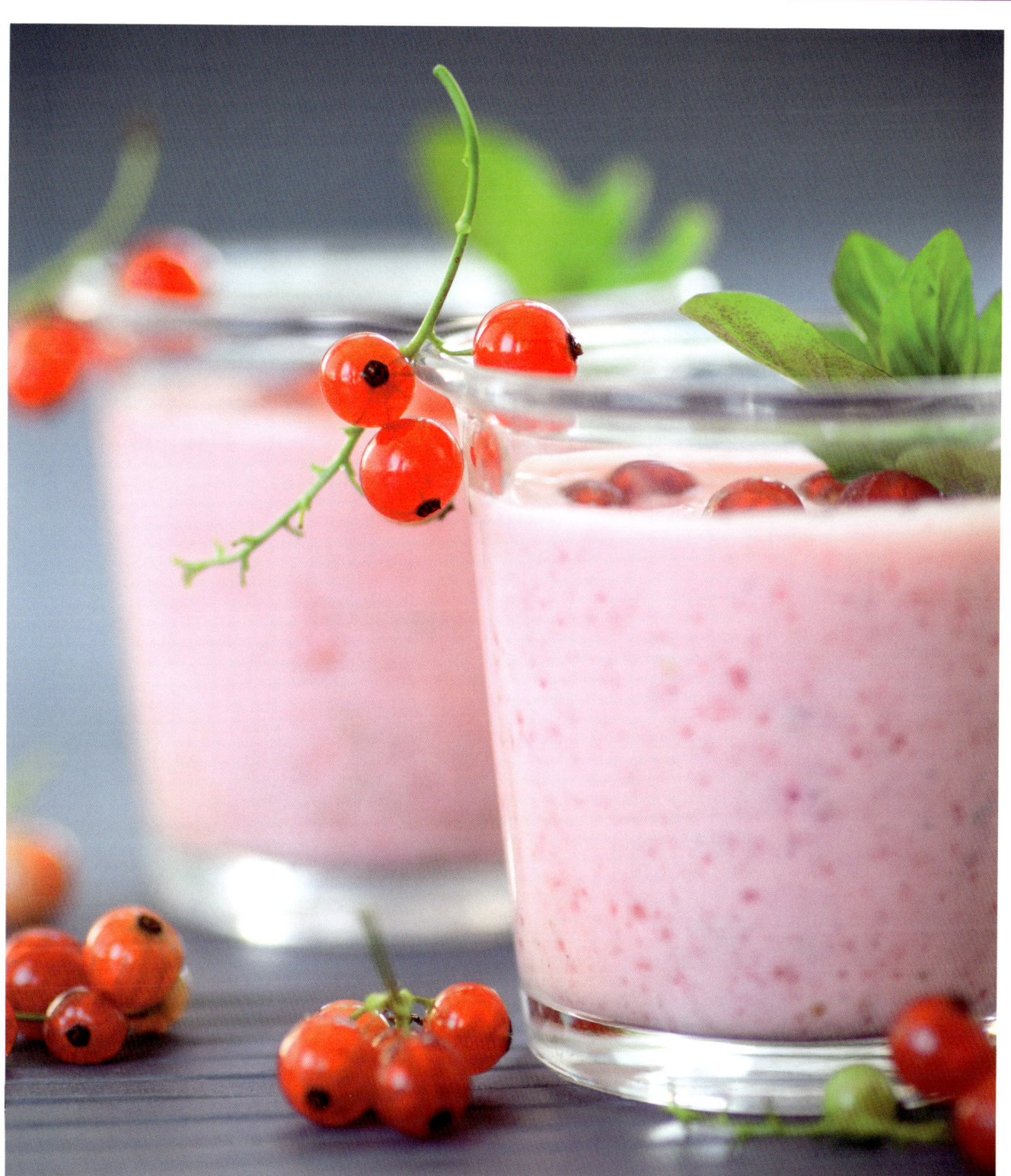

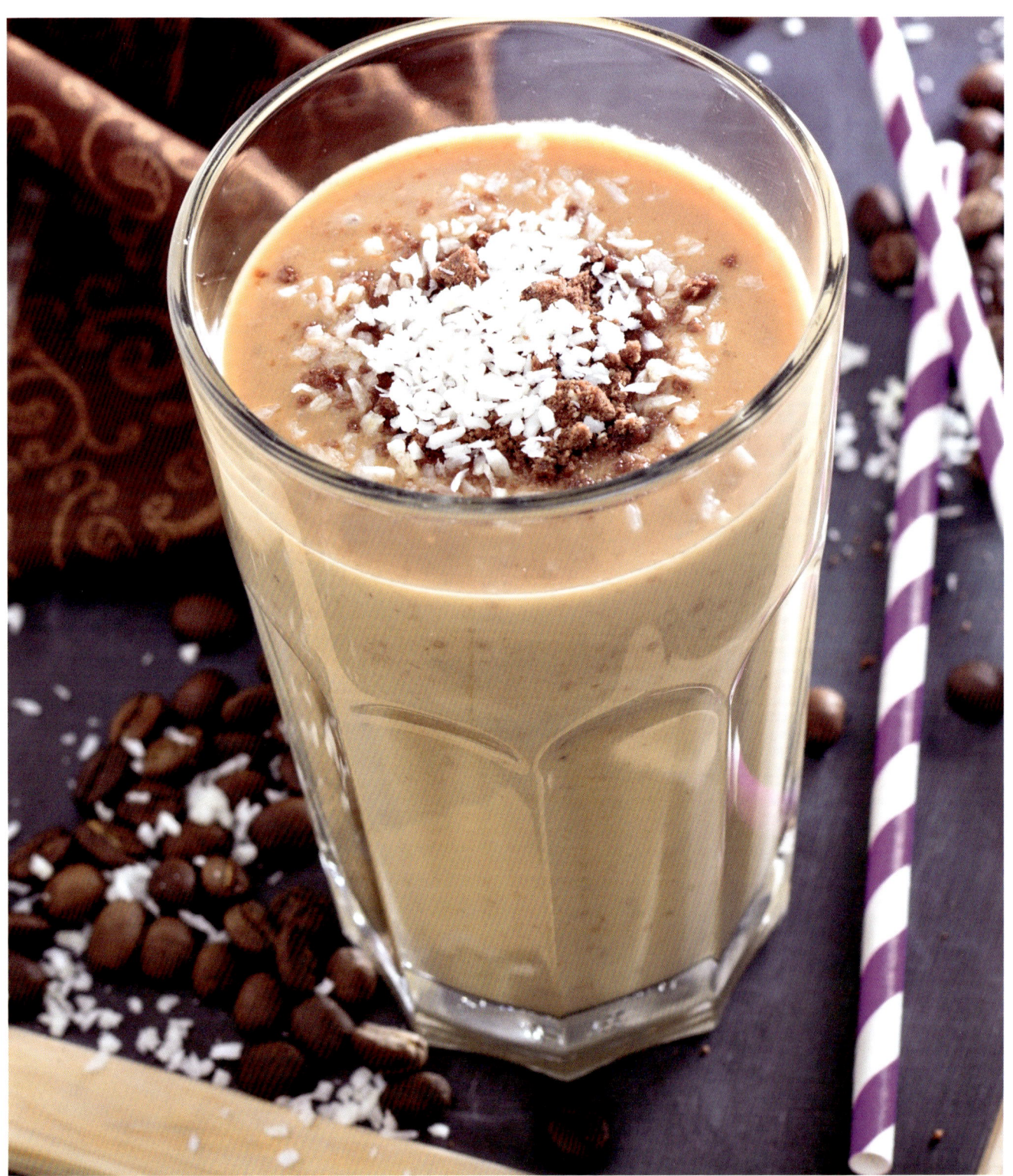

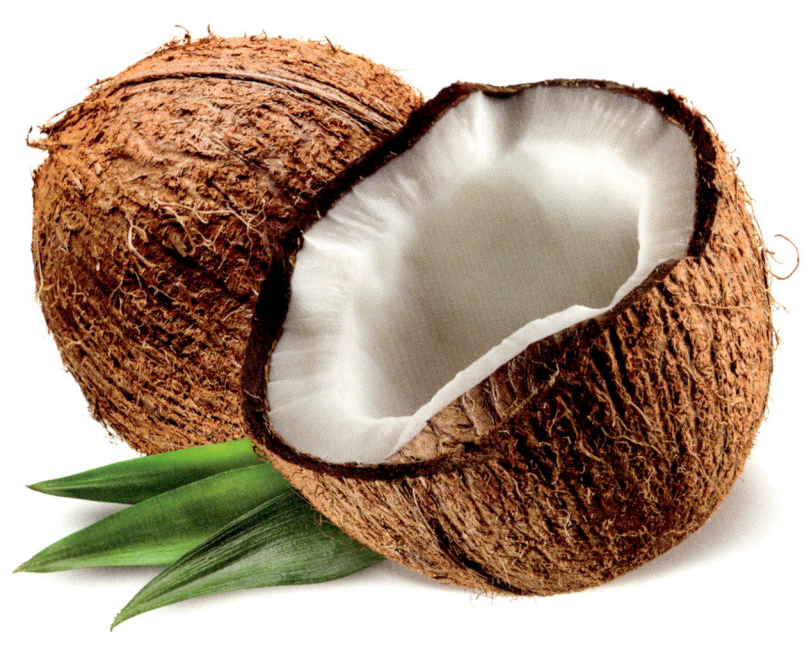

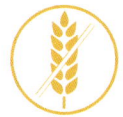

xlim „Specials"

Espresso-Schoko-Shake mit Kokos

Zubereitung:
Alle Zutaten in ein hohes Gefäß geben und mit dem Pürierstab pürieren.

Für 1 Person

Zutaten:
100 ml Milch, fettarm (1,5 % Fett)
30 ml Kokosmilch (1,9 % Fett)
40 ml Espresso, abgekühlt
90 g Magerquark (10 % Fett i. Tr.)
60 g Banane
20 g xlim Aktiv Mahlzeit SCHOKO

Durchschnittliche Nährwertangaben pro Portion:

kcal	kJ	Eiweiß	Fett	Kohlenhydrate	Ballaststoffe
289	1203	22 g	10 g	27 g	3 g

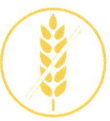

xlim „Specials"
Maronen-Shake

Maronen, auch **Esskastanien** genannt, enthalten reichlich Ballaststoffe und Stärke und schmecken lecker nussig.

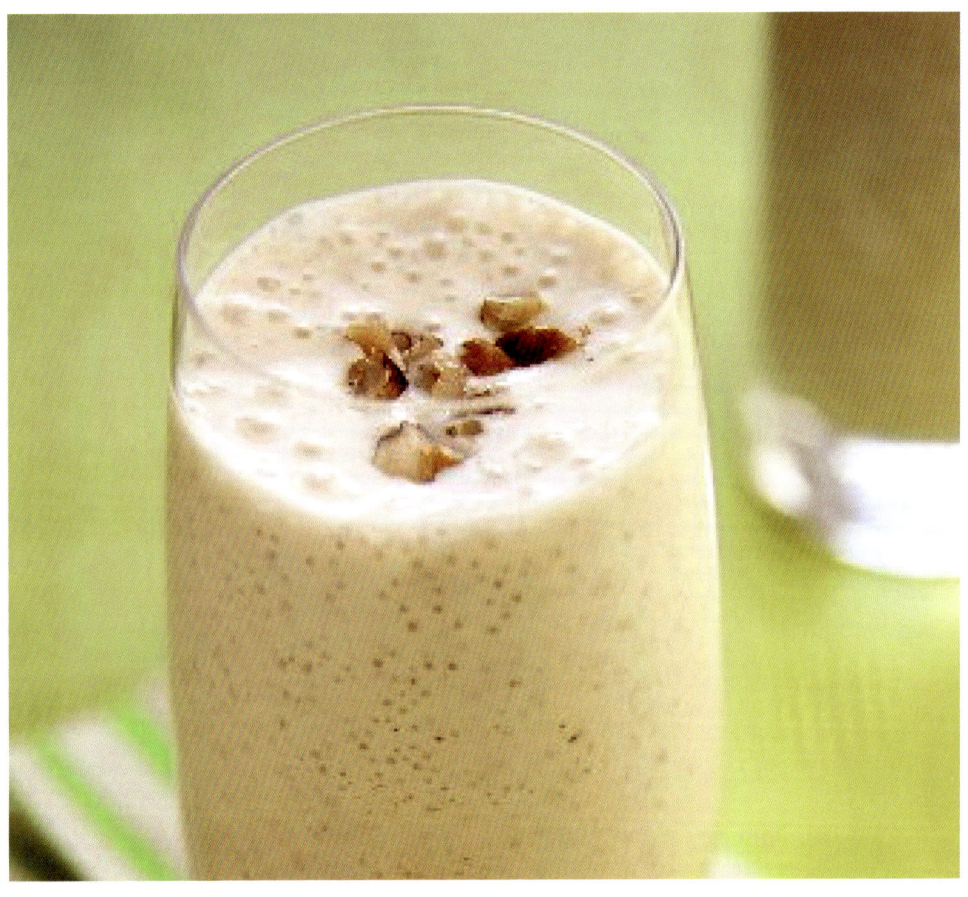

Für 1 Person

Zutaten:
60 g vorgegarte Maronen (vakuumverpackt)
150 ml Milch, fettarm (1,5 % Fett)
50 g Magerquark (10 % Fett i. Tr.)
20 g xlim Aktiv Mahlzeit VANILLE
Nach Geschmack: etwas abgeriebene
Orangenschale und etwas Zimtpulver

Zubereitung:
Die Maronen in kleine Stücke schneiden oder zerbröckeln. Alle Zutaten in ein hohes Gefäß geben und mit dem Pürierstab pürieren.

Warm genießen:
Die Maronen in kleine Stücke schneiden oder zerbröckeln und mit der Milch in einen Topf geben. Nach Geschmack Orangenschale und Zimtpulver zur Milch geben. Unter Rühren zum Kochen bringen, dann bei kleiner Hitze 5 Min. köcheln lassen. Abkühlen lassen, bis die Milch nur noch lauwarm ist. xlim Pulver und Quark hinzu geben. Alles mit dem Pürierstab schaumig pürieren und in hitzebeständige Gläser füllen. Mit etwas Zimtpulver bestäuben und servieren.

Durchschnittliche Nährwertangaben pro Portion:

kcal	kJ	Eiweiß	Fett	Kohlenhydrate	Ballaststoffe
300	1256	19 g	7 g	39 g	7 g

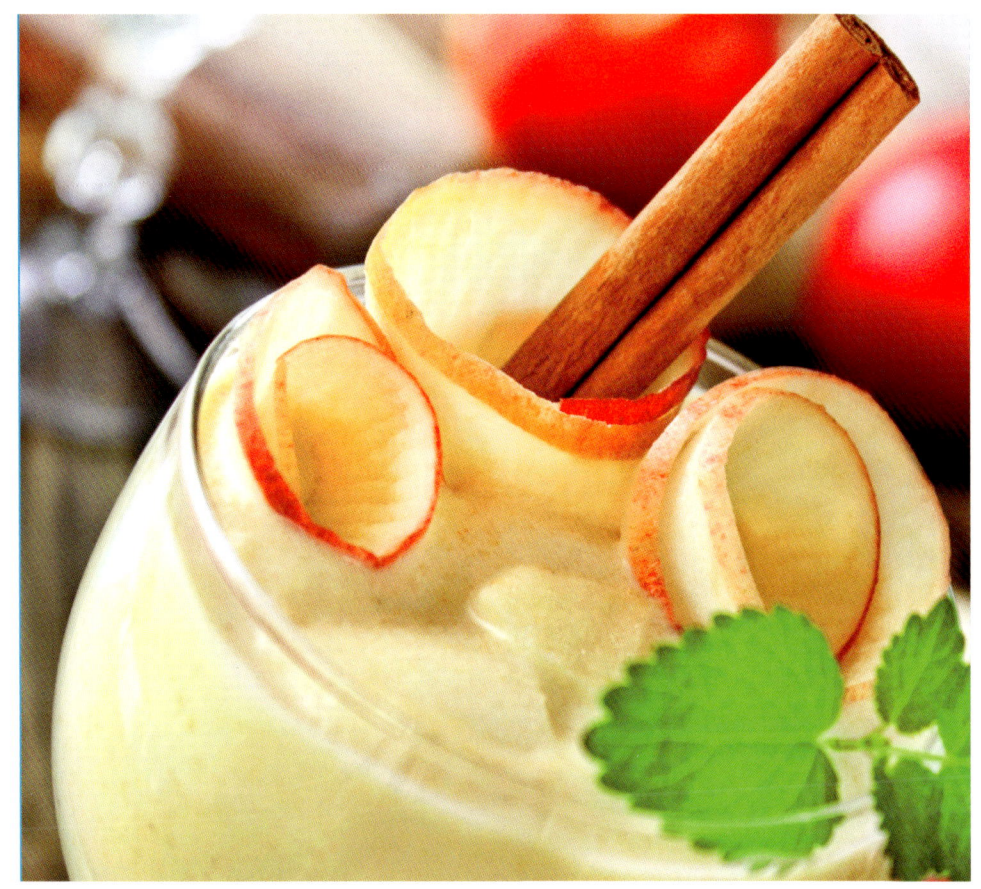

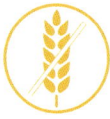

xlim „Specials"
Bratapfel-Joghurt

Zubereitung:

Alle Zutaten in ein hohes Gefäß geben und mit dem Pürierstab pürieren.

Für 1 Person

Zutaten:

200 g Apfel
200 g Naturjoghurt, fettarm (1,5 % Fett)
50 g Magerquark (10 % Fett i. Tr.)
20 g xlim Aktiv Mahlzeit VANILLE
Je 1 Prise Zimt und Kardamom

Durchschnittliche Nährwertangaben pro Portion:

kcal	kJ	Eiweiß	Fett	Kohlenhydrate	Ballaststoffe
319	1336	20 g	8 g	38 g	6 g

xlim „Specials"

Mandel-Vanille-Shake

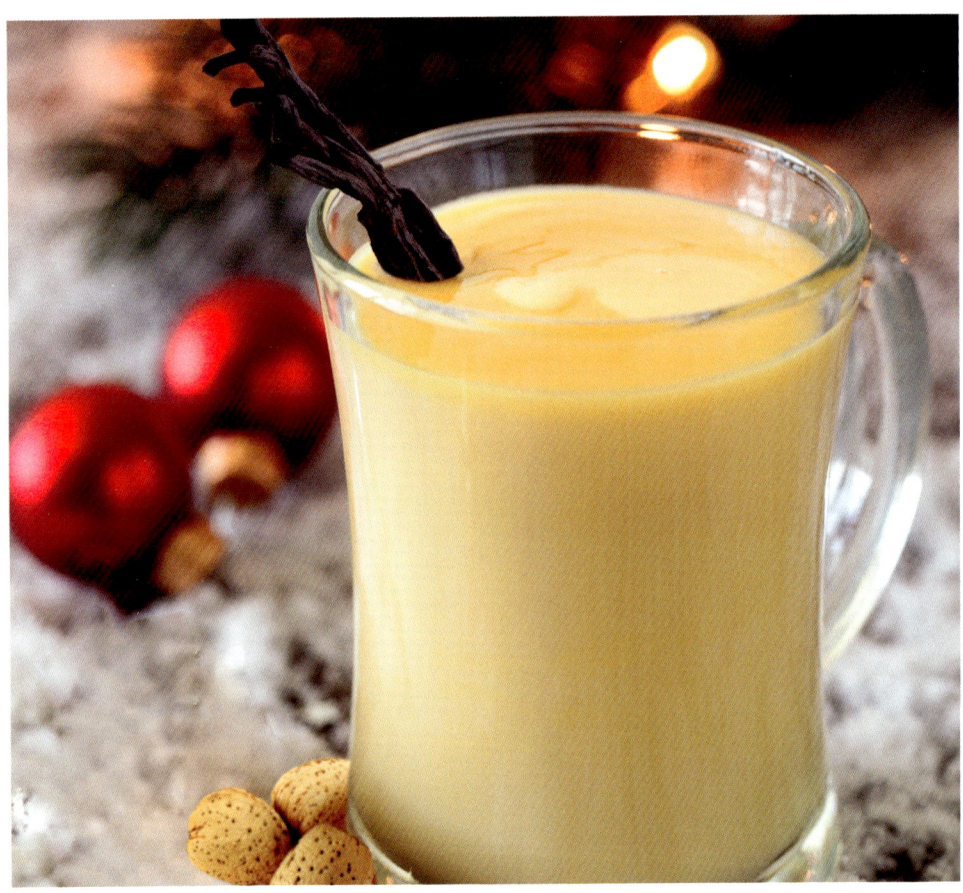

Für 1 Person

Zutaten:

150 ml Milch, fettarm (1,5 % Fett)
50 g Magerquark (10 % Fett i. Tr.)
1 TL gemahlene Mandeln
15 g Dinkelflocken
Nach Belieben Bittermandelaroma
20 g xlim Aktiv Mahlzeit VANILLE

Zubereitung:

Alle Zutaten in ein hohes Gefäß geben und mit dem Pürierstab pürieren.

Durchschnittliche Nährwertangaben pro Portion:

kcal	kJ	Eiweiß	Fett	Kohlenhydrate	Ballaststoffe
267	1121	21 g	9 g	24 g	4 g

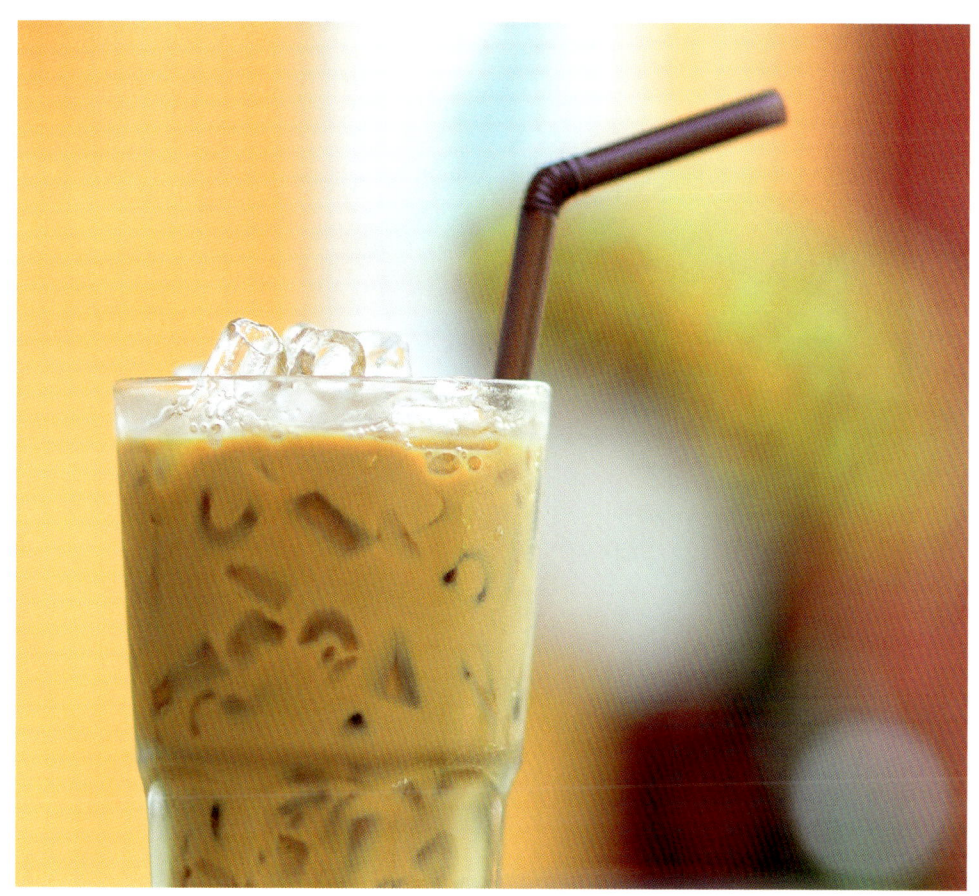

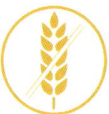

xlim „Specials"
Frozen-Schoko-Espresso-Shake

Zubereitung:
Alle Zutaten in ein hohes Gefäß geben und mit dem Pürierstab pürieren.

Serviervorschlag:
Eine Handvoll crushed Eis in ein Glas geben und den Shake einfüllen.

Für 1 Person

Zutaten:
250 ml Milch, fettarm (1,5 % Fett)
30 g Naturjoghurt, fettarm (1,5 % Fett)
25 ml Espresso
20 g xlim Aktiv Mahlzeit SCHOKO
1 Handvoll crushed Eis

Durchschnittliche Nährwertangaben pro Portion:

kcal	kJ	Eiweiß	Fett	Kohlenhydrate	Ballaststoffe
207	866	16 g	7 g	19 g	2 g

xlim Ernährungs-Beratung

Die vom xlim Ernährungs-Beratungs-Team bisher durchgeführten über 20.000 individuellen xlim Ernährungs-Beratungen im Rahmen von inzwischen weit über 2.000 xlim Apotheken-Aktionstagen in den über 1.000 xlim Aktions-Apotheken haben gezeigt, wie groß das Bedürfnis nach persönlicher Ernährungs-Beratung in deutschen Apotheken ist.

Um die bisher mit dem selbstbestimmten xlim Gewichtsmanagement-Programm mit Zuckerbremse gemachten Erfahrungen einem größeren Apotheken-Kundenkreis zugänglich zu machen, haben wir die praktischen Erfahrungen des xlim Ernährungs-Beratungs-Teams in die zweite Auflage des „Ersten xlim Kochbuchs" und in das „Erste xlim Shakebuch" aufgenommen.

Alle Apotheken-Kunden, die an einer individuellen xlim Ernährungs-Beratung interessiert sind, können auf der xlim Homepage **www.xlim.de** nachschauen, wann der nächste xlim Apotheken-Aktionstag in einer xlim Aktions-Apotheke in ihrer Nähe stattfindet. Zusätzlich können Sie über die xlim Ernährungs-Beratungs-Hotline **0800-30 33 400** einen Termin für eine individuelle xlim Ernährungs-Beratung per Telefon erhalten. Eine unserer xlim Ernährungs-Beraterinnen wird Sie dann zurückrufen.

Über **service@biomo-vital.de** können Sie sich ebenfalls an uns wenden, wenn Sie spezielle Fragen zum selbstbestimmten xlim Gewichtsmanagement-Programm mit Zuckerbremse, zu den xlim Ernährungs-Prinzipien, den xlim Tipps und Tricks, den xlim Rezepten oder zur gesunden Ernährung im Allgemeinen haben.

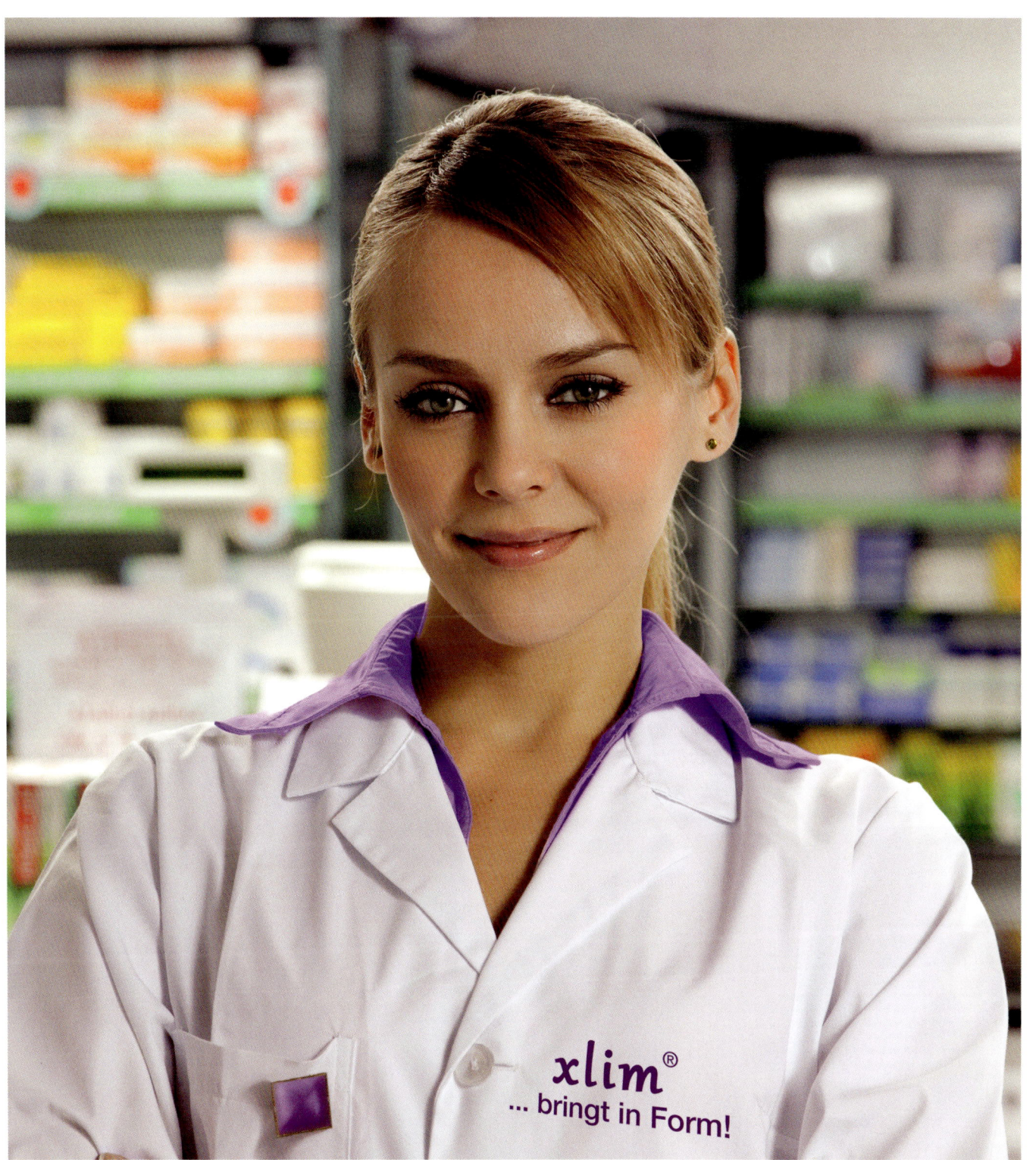

Rezept- & Zutatenverzeichnis

A

Ananas
 Ananas-Bananen-Shake 33
 Ananas-Kokos-Shake 67
 Apfel-Ananas-Shake mit Ingwer 81
 Papaya-Ananas-Shake 70
Ananassaft
 Ananas-Himbeer-Shake 66
 Ananas-Mango-Shake 61
Apfel
 Apfel-Ananas-Shake mit Ingwer 81
 Apfel-Birnen-Shake 54
 Apfel-Melonen-Orangen-Shake 51
 Apfel-Zimt-Shake 46
 Bratapfel-Joghurt 99
 Bratapfel-Shake 41
 Möhren-Ingwer-Shake 80
 Trauben-Kiwi-Shake 32
Apfel-Birnen-Saft
 Apfel-Birnen-Shake 54
Apfelmus
 Vanille-Apfelmus-Shake 31
Apfelsaft
 Bratapfel-Shake 41
 Papaya-Ananas-Shake 70
Aprikosen
 Aprikosen-Shake 53
Avocado
 Gurken-Avocado-Dip mit Rohkost 92

B

Banane
 Ananas-Bananen-Shake 33
 Bananen-Kiwi-Shake 69
 Bananen-Shake 57
 Erdbeer-Bananen-Shake 55
 Espresso-Schoko-Shake mit Kokos 97
 KiBa-Shake 58
 Kiwi-Bananen-Shake mit O-Saft 39
 Walnuss-Bananen-Shake 30

Bananensaft
 Himbeer-Joghurt-Shake 59
Basilikum
 Tomatensaft-Shake 83
Birne
 Apfel-Birnen-Shake 54
 Birnen-Johannisbeer-Shake 73
Bittermandelaroma
 Mandel-Vanille-Shake 100
Brombeeren
 Brombeer-Joghurt-Milchshake 37
Buttermilch
 Aprikosen-Shake 53
 Beeren-Buttermilch-Shake 29
 Dattel-Mandel-Shake 40
 Himbeer-Buttermilch-Shake 35
 Kaki-Buttermilch-Shake 48
 Maracuja-Buttermilch-Shake 71
 Melonen-Pfirsich-Shake 75
 Orangen-Buttermilch-Shake 76
 Zitronen-Buttermilch-Shake 77
Buttermilch-Drink. Siehe auch Buttermilch

C

Cashew-Kerne
 Feigen-Nuss-Shake 38
Curry
 Kürbis-Shake 84

D

Dattel
 Dattel-Mandel-Shake 40
Dinkelflocken
 Himbeer-Joghurt-Shake 59
 Mandel-Vanille-Shake 100

E

Erdbeeren
 Erdbeer-Bananen-Shake 55

 Erdbeer-Shake 44
 Grapefruit-Erdbeer-Shake 72
Espresso
 Espresso-Joghurt-Shake 88
 Espresso-Schoko-Shake mit Kokos 97
 Frozen-Schoko-Espresso-Shake 101

F

Feige
 Feigen-Nuss-Shake 38
Frischkäse, fettarm
 Apfel-Melonen-Orangen-Shake 51
 Erdbeer-Shake 44

G

Grapefruit
 Grapefruit-Erdbeer-Shake 72
Gurke
 Gurken-Avocado-Dip mit Rohkost 92
 Veggie Mus 90

H

Haferflocken
 Heidelbeer-Kefir-Shake 65
 Orangen-Joghurt-Shake 52
Heidelbeeren
 Beeren-Buttermilch-Shake 29
 Heidelbeer-Kefir-Shake 65
Himbeeren
 Ananas-Himbeer-Shake 66
 Beeren-Buttermilch-Shake 29
 Himbeer-Buttermilch-Shake 35
 Himbeer-Joghurt-Shake 59
 Himbeer-Orangen-Shake 42
Holunderblütensirup
 Johannisbeer-Joghurt 94
Honig
 Heidelbeer-Kefir-Shake 65
 Sanddorn-Joghurt-Quark 91

Wassermelonen-Shake	74

I

Indischer Chai	
Chai-Latte	89
Ingwer	
Apfel-Ananas-Shake mit Ingwer	81
Möhren-Ingwer-Shake	80

J

Johannisbeeren	
Beeren-Buttermilch-Shake	29
Birnen-Johannisbeer-Shake	73
Johannisbeer-Joghurt	94

K

Kaki	
Kaki-Buttermilch-Shake	48
Kardamom	
Bratapfel-Joghurt	99
Bratapfel-Shake	41
Chai-Latte	89
Kefir	
Heidelbeer-Kefir-Shake	65
Pistazien-Lassi	93
Kirschsaft	
KiBa-Shake	58
Kiwi	
Bananen-Kiwi-Shake	69
Kiwi-Bananen-Shake mit O-Saft	39
Trauben-Kiwi-Shake	32
Kohlrabi	
Gurken-Avocado-Dip mit Rohkost	92
Kokosmilch	
Ananas-Kokos-Shake	67
Espresso-Schoko-Shake mit Kokos	97
Kokos-Mango-Shake	47
Kreuzkümmel	
Chai-Latte	89

Kürbis	
Kürbis-Shake	84
Kurkuma	
Chai-Latte	89

L

Lebkuchengewürz	
Orangen-Lebkuchen-Shake	60
Limettensaft	
Ananas-Mango-Shake	61
Apfel-Ananas-Shake mit Ingwer	81
Bananen-Kiwi-Shake	69
Erdbeer-Shake	44
Mango-Limetten-Molke	34
Möhren-Mandarinen-Shake	85

M

Magerquark (10 % Fett i. Tr)	
Ananas-Bananen-Shake	33
Ananas-Kokos-Shake	67
Ananas-Mango-Shake	61
Apfel-Ananas-Shake mit Ingwer	81
Apfel-Birnen-Shake	54
Apfel-Melonen-Orangen-Shake	51
Apfel-Zimt-Shake	46
Bananen-Kiwi-Shake	69
Bananen-Shake	57
Bratapfel-Joghurt	99
Bratapfel-Shake	41
Erdbeer-Bananen-Shake	55
Espresso-Schoko-Shake mit Kokos	97
Feigen-Nuss-Shake	38
Gurken-Avocado-Dip mit Rohkost	92
Himbeer-Orangen-Shake	42
KiBa-Shake	58
Kiwi-Bananen-Shake mit O-Saft	39
Kokos-Mango-Shake	47
Mandel-Vanille-Shake	100
Mango-Limetten-Molke	34
Maracuja-Buttermilch-Shake	71

Maronen-Shake	98
Melonen-Joghurt-Shake	50
Möhren-Ingwer-Shake	80
Möhren-Mandarinen-Shake	85
Papaya-Ananas-Shake	70
Pfefferminz-Shake	87
Rharbarber-Shake	79
Sanddorn-Joghurt-Quark	91
Trauben-Kiwi-Shake	32
Walnuss-Bananen-Shake	30
Mandarine	
Möhren-Mandarinen-Shake	85
Mandel	
Mandel-Vanille-Shake	100
Mandelmus	
Dattel-Mandel-Shake	40
Mango	
Kokos-Mango-Shake	47
Mango-Limetten-Molke	34
Mangosaft	
Ananas-Mango-Shake	61
Maracuja	
Maracuja-Buttermilch-Shake	71
Marone	
Maronen-Shake	98
Melone	
Apfel-Melonen-Orangen-Shake	51
Melonen-Joghurt-Shake	50
Melonen-Pfirsich-Shake	75
Wassermelonen-Shake	74
Milch (fettarm 1,5 %)	
Ananas-Mango-Shake	61
Apfel-Zimt-Shake	46
Bananen-Kiwi-Shake	69
Birnen-Johannisbeer-Shake	73
Brombeer-Joghurt-Milchshake	37
Chai-Latte	89
Erdbeer-Shake	44
Espresso-Joghurt-Shake	88
Espresso-Schoko-Shake mit Kokos	97
Feigen-Nuss-Shake	38
Frozen-Schoko-Espresso-Shake	101
Grapefruit-Erdbeer-Shake	72

Kaki-Buttermilch-Shake 48
KiBa-Shake 58
Kokos-Mango-Shake 47
Kürbis-Shake 84
Mandel-Vanille-Shake 100
Maronen-Shake 98
Melonen-Joghurt-Shake 50
Orangen-Lebkuchen-Shake 60
Pfefferminz-Shake 87
Pfirsich-Shake 36
Pflaumen-Zimt-Shake 62
Rharbarber-Shake 79
Trauben-Joghurt-Shake 68
Trauben-Kiwi-Shake 32
Vanille-Apfelmus-Shake 31
Walnuss-Bananen-Shake 30
Wassermelonen-Shake 74

Minztee
Pfefferminz-Shake 87
Möhren
Gurken-Avocado-Dip mit Rohkost 92
Möhrensaft
Möhren-Ingwer-Shake 80
Möhren-Mandarinen-Shake 85
Molke
Mango-Limetten-Molke 34
Muskat
Kürbis-Shake 84

N

Naturjoghurt
Apfel-Birnen-Shake 54
Beeren-Buttermilch-Shake 29
Birnen-Johannisbeer-Shake 73
Bratapfel-Joghurt 99
Brombeer-Joghurt-Milchshake 37
Espresso-Joghurt-Shake 88
Frozen-Schoko-Espresso-Shake 101
Gurken-Avocado-Dip mit Rohkost 92
Himbeer-Orangen-Shake 42
Johannisbeer-Joghurt 94
Melonen-Joghurt-Shake 50

Melonen-Pfirsich-Shake 75
Orangen-Buttermilch-Shake 76
Orangen-Joghurt-Shake 52
Pflaumen-Zimt-Shake 62
Pistazien-Lassi 93
Sanddorn-Joghurt-Quark 91
Trauben-Joghurt-Shake 68
Zitronen-Buttermilch-Shake 77

O

Orangensaft
Apfel-Melonen-Orangen-Shake 51
Erdbeer-Bananen-Shake 55
Himbeer-Orangen-Shake 42
Kiwi-Bananen-Shake mit O-Saft 39
Orangen-Buttermilch-Shake 76
Orangen-Joghurt-Shake 52
Orangen-Lebkuchen-Shake 60
Papaya-Ananas-Shake 70
Orangenschale
Maronen-Shake 98

P

Papaya
Papaya-Ananas-Shake 70
Paprika
Gurken-Avocado-Dip mit Rohkost 92
Veggie Mus 90
Pfirsich
Melonen-Pfirsich-Shake 75
Pfirsich-Shake 36
Pflaume
Pflaumen-Zimt-Shake 62
Pistazie
Pistazien-Lassi 93

R

Rhabarber
Rharbarber-Shake 79

S

Sanddorn
Sanddorn-Joghurt-Quark 91
Sellerie
Tomatensaft-Shake 83
Soja-Drink
Ananas-Himbeer-Shake 66
Ananas-Kokos-Shake 67

T

Tomate
Veggie Mus 90
Tomatensaft
Tomatensaft-Shake 83
Trinkjoghurt
Himbeer-Joghurt-Shake 59

W

Walnuss
Walnuss-Bananen-Shake 30
Weintraube
Trauben-Joghurt-Shake 68
Trauben-Kiwi-Shake 32
Weizenkleie
Ananas-Bananen-Shake 33
Ananas-Mango-Shake 61
Apfel-Ananas-Shake mit Ingwer 81
Apfel-Melonen-Orangen-Shake 51
Bratapfel-Shake 41
Kiwi-Bananen-Shake mit O-Saft 39
Mango-Limetten-Molke 34
Möhren-Ingwer-Shake 80
Rharbarber-Shake 79
Trauben-Kiwi-Shake 32

X

xlim Aktiv Mahlzeit LACTOSEFREI
Ananas-Himbeer-Shake 66

Ananas-Kokos-Shake	67
Bananen-Kiwi-Shake	69
Birnen-Johannisbeer-Shake	73
Grapefruit-Erdbeer-Shake	72
Gurken-Avocado-Dip mit Rohkost	92
Tomatensaft-Shake	83
Veggie Mus	90
Wassermelonen-Shake	74
Zitronen-Buttermilch-Shake	77

xlim Aktiv Mahlzeit SCHOKO

Ananas-Mango-Shake	61
Bananen-Shake	57
Espresso-Schoko-Shake mit Kokos	97
Frozen-Schoko-Espresso-Shake	101
Himbeer-Joghurt-Shake	59
KiBa-Shake	58
Orangen-Lebkuchen-Shake	60
Pfefferminz-Shake	87
Pflaumen-Zimt-Shake	62

xlim Aktiv Mahlzeit SOJAFREI

Chai-Latte	89
Heidelbeer-Kefir-Shake	65
Kürbis-Shake	84
Maracuja-Buttermilch-Shake	71
Melonen-Pfirsich-Shake	75
Möhren-Mandarinen-Shake	85
Orangen-Buttermilch-Shake	76
Papaya-Ananas-Shake	70
Pistazien-Lassi	93
Trauben-Joghurt-Shake	68

xlim Aktiv Mahlzeit VANILLE

Ananas-Bananen-Shake	33
Apfel-Ananas-Shake mit Ingwer	81
Apfel-Birnen-Shake	54
Apfel-Melonen-Orangen-Shake	51
Apfel-Zimt-Shake	46
Aprikosen-Shake	53
Beeren-Buttermilch-Shake	29
Bratapfel-Joghurt	99
Bratapfel-Shake	41
Brombeer-Joghurt-Milchshake	37
Dattel-Mandel-Shake	40
Erdbeer-Bananen-Shake	55

Erdbeer-Shake	44
Espresso-Joghurt-Shake	88
Feigen-Nuss-Shake	38
Himbeer-Buttermilch-Shake	35
Himbeer-Orangen-Shake	42
Johannisbeer-Joghurt	94
Kaki-Buttermilch-Shake	48
Kiwi-Bananen-Shake mit O-Saft	39
Kokos-Mango-Shake	47
Mandel-Vanille-Shake	100
Mango-Limetten-Molke	34
Maronen-Shake	98
Melonen-Joghurt-Shake	50
Möhren-Ingwer-Shake	80
Orangen-Joghurt-Shake	52
Pfirsich-Shake	36
Rharbarber-Shake	79
Sanddorn-Joghurt-Quark	91
Trauben-Kiwi-Shake	32
Vanille-Apfelmus-Shake	31
Walnuss-Bananen-Shake	30

Z

Zimt

Apfel-Zimt-Shake	46
Bratapfel-Joghurt	99
Bratapfel-Shake	41
Chai-Latte	89
Dattel-Mandel-Shake	40
Maronen-Shake	98
Pflaumen-Zimt-Shake	62

Zitronenmelisse

Beeren-Buttermilch-Shake	29
Rharbarber-Shake	79

Zitronensaft

Ananas-Himbeer-Shake	66
Birnen-Johannisbeer-Shake	73
Gurken-Avocado-Dip mit Rohkost	92
Möhren-Ingwer-Shake	80
Möhren-Mandarinen-Shake	85
Pistazien-Lassi	93
Wassermelonen-Shake	74

Zitronen-Buttermilch-Shake	77

Zucchini

Veggie Mus	90

Die Autoren

Sabrina Richartz (Rezeptentwicklung, Nährwertberechnung), Diplom-Oecotrophologin, ist seit einigen Jahren Leiterin der ernährungswissenschaftlichen Abteilung der biomo pharma in Hennef. Schon während ihres Studiums an der Universität Bonn beschäftigte sie sich intensiv mit dem positiven Einfluss einer ausgewogenen Ernährung auf die Gesundheit. Im Rahmen von regelmäßigen individuellen Ernährungsberatungen bei Aktionstagen in Apotheken sammelte sie wichtige praktische Erkenntnisse und erstellte in Zusammenarbeit mit dem xlim Ernährungs-Team die xlim Rezepte.

Dr. Karl-Georg Mothes beschäftigt sich seit über 40 Jahren als Naturforscher mit Natur-Medizin und Ernährungswissenschaften. Er gründete und leitete Pharmaunternehmen, die auf Natur-Medizin spezialisiert sind und entwickelte Nährstoff-Programme zur begleitenden Behandlung von Zivilisationsleiden. So entstand in Zusammenarbeit mit Ernährungsforschern und Medizinern im Rahmen eines wissenschaftlichen Projektes ein selbstbestimmtes Gewichtsmanagement-Programm mit Zuckerbremse für ein dauerhaft gesundes Körpergewicht. In diesem neuen selbstbestimmten Gewichtsmanagement-Programm mit Zuckerbremse sieht er jetzt die große Chance, das Risiko durch Zucker und Übergewicht erfolgreich abbauen zu können.

Wichtiger Hinweis

Bildnachweis

xlim Kunden-Kooperation

Liebe Leserin, lieber Leser,

die positiven Erfahrungen von schon über 100.000 xlim Apotheken-Kunden in wenigen Monaten sprechen dafür, dass das selbstbestimmte xlim Gewichtsmanagement-Programm mit Zuckerbremse bei xlim Apotheken-Kunden ankommt.

Die vielen positiven Erfahrungen, von denen uns überzeugte xlim Apotheken-Kunden im Rahmen der xlim Apotheken-Aktionstage in den xlim Aktions-Apotheken mit Begeisterung berichten, sind die beste Motivation, die von uns eingeführte arbeitsintensive, individuelle xlim Ernährungs-Beratung in den xlim Aktions-Apotheken weiter auszuweiten.

Durch Ihre konstruktive Kritik und Ihr selektives Lob helfen Sie uns aktiv bei der weiteren Optimierung des xlim Produkt-Programms und der xlim Ernährungs-Beratung. Mit Ihren praktischen Erfahrungen, Ihren Vorschlägen und Ihrer aktiven Unterstützung versetzen Sie uns erst in die Lage uns noch zu verbessern und jedem die optimale Lösung für seine Gewichts- und Ernährungs-Probleme anbieten zu können.

Durch Ihre Erfahrungen und Kommentare tragen Sie dazu bei, dass vielen Menschen auf gesunde Art und Weise und ohne Verzicht auf Genuss geholfen werden kann, ihren Körper nach ihren eigenen Vorstellungen zu gestalten, sich gesünder zu ernähren und ihr Leben wieder aktiv genießen zu können.

Bitte schreiben, mailen oder rufen Sie uns an, Ihre Meinungen und praktischen Erfahrungen mit dem selbstbestimmten xlim Gewichtsmanagement-Programm mit Zuckerbremse sind für uns sehr wichtig, damit wir noch besser auf Ihre individuellen Wünsche eingehen können.

Ihr xlim Ernährungs-Beratungs-Team

biomo-vital® GmbH

Josef-Dietzgen-Str. 3 - D-53773 Hennef - Tel.: +49(0)2242-8740 481 - Fax: 0800 - 30 33 500
service@biomo-vital.de - www.xlim.de

© 2015 by biomo-vital GmbH, 53773 Hennef
Layout & Satz: biomo-vital GmbH
Druck: Franz-Druck, Windeck
Dieses Buch wurde auf chlorfrei gebleichtem Bilderdruckpapier
(150 g/qm) gedruckt.
1. Auflage 05/2015
Printed in Germany
ISBN: 978-3-9817265-1-0

Das erste xlim Kochbuch

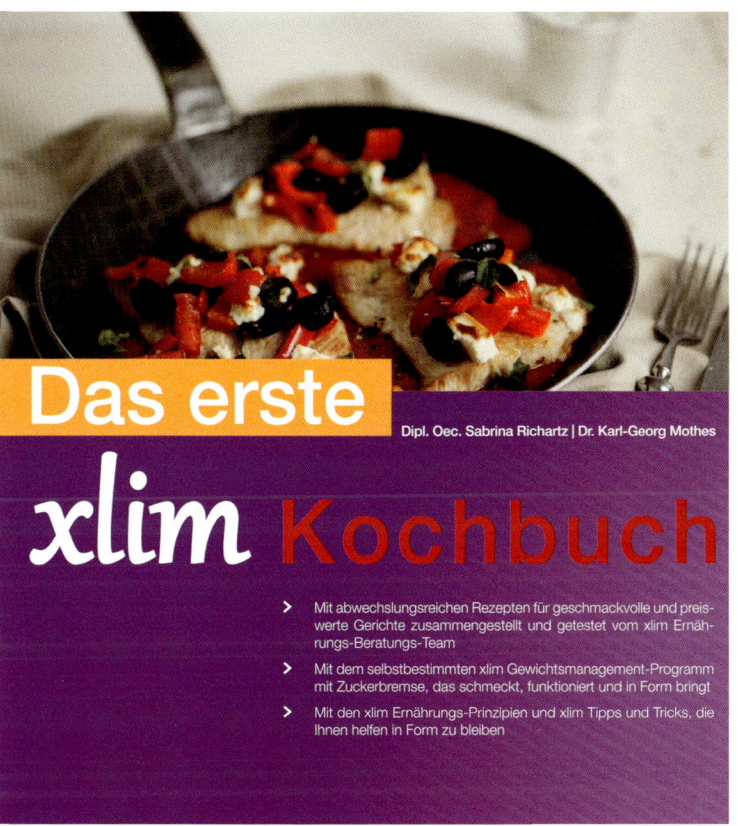

Das erste

Dipl. Oec. Sabrina Richartz | Dr. Karl-Georg Mothes

xlim Kochbuch

> Mit abwechslungsreichen Rezepten für geschmackvolle und preiswerte Gerichte zusammengestellt und getestet vom xlim Ernährungs-Beratungs-Team

> Mit dem selbstbestimmten xlim Gewichtsmanagement-Programm mit Zuckerbremse, das schmeckt, funktioniert und in Form bringt

> Mit den xlim Ernährungs-Prinzipien und xlim Tipps und Tricks, die Ihnen helfen in Form zu bleiben

Das erste xlim Kochbuch erhalten Sie unter der ISBN Nr. 978-3-9817265-0-3 in Ihrer Buchhandlung oder im Internetbuchhandel.

Leckere und gesunde Rezepte für ein besseres Körpergefühl und erfolgreiches Gewichtsmanagement.

Das erste xlim Kochbuch ist aufgeteilt in Rezeptideen für das Frühstück, Beilagen, leichte Gerichte, pikante Suppen und leckere Hauptgerichte. Mehr als 60 Gerichte, darunter auch einige vegetarische, sorgen für eine gesunde Abwechslung auf dem Speiseplan. Die Rezeptideen für jeden Geschmack erleichtern die Umstellung auf eine dauerhaft gesunde Ernährung - und ebnen damit den Weg für ein langfristig gutes Körpergefühl.

Die Rezepte zeichnen sich dreifach aus:

1. die Zutaten sind zu günstigen Preisen überall erhältlich
2. die Zubereitung ist einfach und wenig zeitaufwendig
3. die Speisen schmecken gut und machen satt

Mit Hilfe des ersten xlim Kochbuchs können Sie mit Genuss essen und auf einfache, bequeme Weise Ihr Gewichts-Problem dauerhaft in den Griff bekommen.

Zucker und Übergewicht

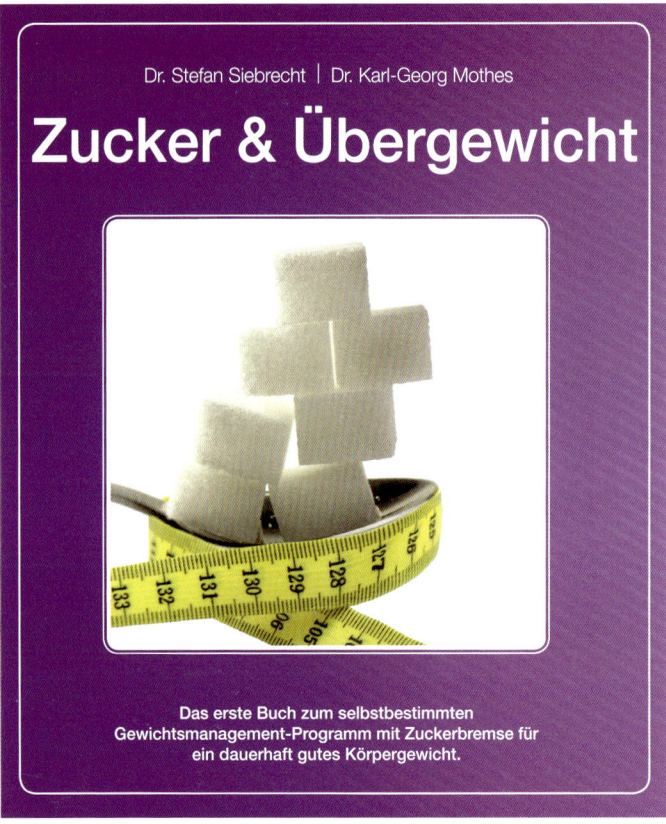

Zucker und Übergewicht erhalten Sie unter der
ISBN Nr. 978-3-00-045028-0 in Ihrer
Buchhandlung oder im Internetbuchhandel.

Zucker & Übergewicht erklärt Ihnen in verständlicher Sprache, warum die üblichen Kalorien reduzierten Diäten am Zuckerkonsum, d. h. dem Heißhunger auf Süßes, scheitern müssen.

Die Autoren zeigen Ihnen mit dem neuen selbstbestimmten Gewichtsmanagement-Programm mit Zuckerbremse einen neuen Weg auf, wie Sie ohne Ihre Ess- und Lebensgewohnheiten völlig umstellen zu müssen, Ihr Körpergewicht selbstbestimmt und dauerhaft kontrollieren können. Sie entscheiden selbst, was Sie essen und wie schnell Sie abnehmen wollen.

Wenn Sie unbedingt abnehmen wollen, um wieder in Ihre Kleider zu passen, eine bessere Figur zu haben oder was für Ihre Gesundheit zu tun, verrät Ihnen dieses Buch, wie Sie Ihren Körper nach Ihren eigenen Vorstellungen selbst gestalten können.